U0796514

家庭常用中草药◎单方验方

大字版 ②

◎杨卫平 夏同珩 主编

贵州科技出版社
·贵阳·

图书在版编目（CIP）数据

家庭常用中草药·单方验方：大字版. ②／杨卫平，夏同珩主编. -- 贵阳：贵州科技出版社，2024. 9.

ISBN 978-7-5532-1390-3

Ⅰ. R289.5

中国国家版本馆 CIP 数据核字第 2024SD4115 号

家庭常用中草药·单方验方（大字版）②

JIATING CHANGYONG ZHONGCAOYAO · DANFANG YANFANG（DAZIBAN）②

出版发行 贵州科技出版社

地　　址 贵阳市观山湖区会展东路 SOHO 区 A 座（邮政编码：550081）

网　　址 https://www.gzstph.com

出 版 人 王立红

责任编辑 侯一炜

封面设计 熊　锋

经　　销 全国各地新华书店

印　　刷 贵州新华印务有限责任公司

版　　次 2024 年 9 月第 1 版

印　　次 2024 年 9 月第 1 次

字　　数 138 千字

印　　张 10

开　　本 710 mm × 1000 mm　1/16

书　　号 ISBN 978-7-5532-1390-3

定　　价 48.00 元

《家庭常用中草药·单方验方（大字版）》

编委会

主　编　杨卫平　夏同珩

编　委　云雪林　尹武燕　刘　明　刘绍欢
陈　芳　宋胜武　杨卫平　周　静
夏同珩　梅　颖　董发发　潘晓英

前　言

QIANYAN

治病用药，人皆可学。

将中草药用于防病治病在我国有上千年的历史，为中华民族的繁衍昌盛做出了巨大的贡献。历代医药从业人员在治疗各种疾病的过程中不断努力实践，积累了丰富的用药经验，为我们今天的防病治病提供了大量的参考。随着经济社会的发展，现代人面对着生活节奏紧张、环境污染及药品滥用等有损健康的因素，越来越希望从古人的智慧中汲取有效经验，用更加天然、更加绿色、更加安全的方式来维护自己的健康。于是，使用中草药防病治病成为一种有益的选择。

在传统的本草典籍中，前人留下了许许多多的宝贵文字材料，但难免文字艰涩，且部分描述粗略，或有漏缺，导致阅读和使用不便。我们通过对大量中医药经典文献的学习，选择了600余种临床有效的中草药，撰写了相关中草药识别和应用的知识内容，并根据中草药形态特征，选配上千幅原植物的照片，整理出版，以帮助广大人民群众了解中草药知识，并为传播我国悠久的中医药传统文化，培养更多的优秀中医药人才，更好地促进中医药的发展和进步，做出贡献。

丛书由贵州中医药大学药学院杨卫平、云雪林、陈芳等教师及其他专业人士编写，彩色图片的筛选参考了大量的医药文献，具体的拍摄工作主要由杨卫平、夏同珩、刘绍欢和宋胜武完成。

丛书在编写过程中参考了国内外的医药文献和相关书籍，在此向所有参考文献的原作者表示谢意。

由于编者的学识和水平有限，书中难免有疏漏和不足，敬请广大读者批评指正，特表衷心感谢。

编　者

2024 年 7 月

目　录

MULU

1 大　蓟

【别名】虎蓟，刺蓟。

【来源】菊科植物大蓟 *Cirsium japonicum* Fisch. ex DC.。

【形态特征】多年生草本，高可达 100 cm。具圆锥形根。茎直立，茎枝有长棱，被长毛。基生叶较大，丛生，羽状深裂至全裂，侧裂片 6 ~ 12 对，边缘齿状，齿端具刺。茎生叶渐小，互生。叶片长椭圆形，先端尖，边缘羽状分裂。两面沿脉有白色绵毛。头状花序直立，单生在枝端；总苞钟状，总苞片约 6 层，覆瓦状排列；管状花两性，花冠紫色或紫红色，5 裂，雄蕊 5 枚。瘦果长椭圆形，稍扁。花期 5—8 月，果期 6—8 月。

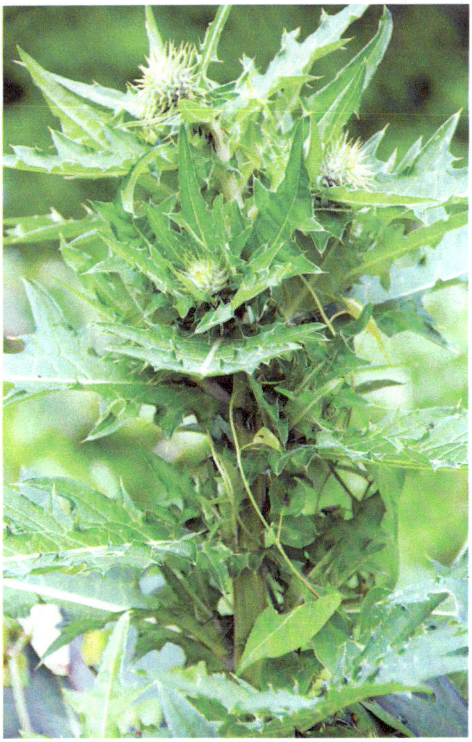

【生境及分布】生于山坡、草地和路旁。喜温暖湿润气候，耐寒，耐旱，适应性较强，以土壤深厚、疏松肥沃的砂质土壤栽培为宜。分布于我国大部分地区。

【药用部位及采收加工】药用地上部分或根。根：栽种第三年，秋季挖取根部，除去泥土、残茎，洗净，晒干备用。地上部分：夏秋季花盛时割取地上部分，鲜用或晒干备用。

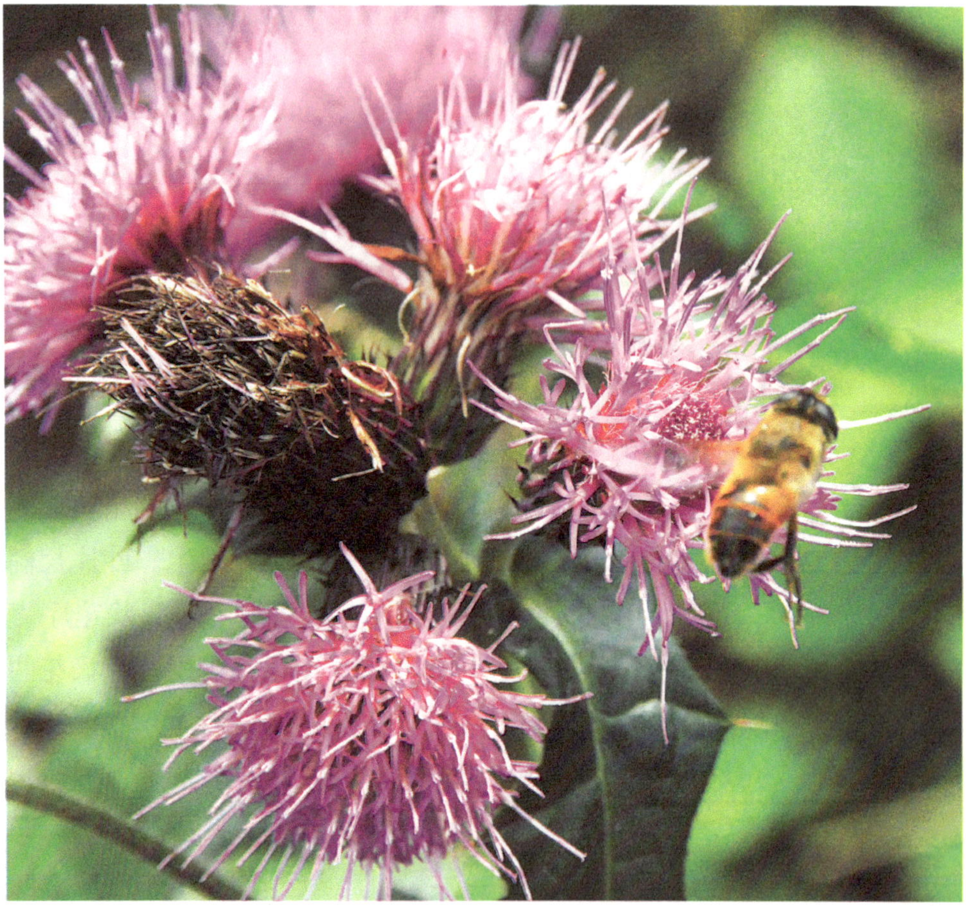

【性味功效】味甘、苦，性凉。凉血止血，散瘀消肿。

【单方验方】①治咯血，吐血：鲜大蓟 50～100 g，捣汁兑水服。②治月经不调：大蓟、连钱草各 30 g，水煎服。③治瘰疬：大蓟、虾脊兰各 50 g，水煎服。④治乳痈肿痛：鲜大蓟、甜酒糟各适量，捣烂外敷。

【现代研究】药理研究显示，大蓟有缩短出血时间，炒炭后止血，并有抑制金黄色葡萄球菌、伤寒及副伤寒杆菌、大肠杆菌、铜绿假单胞菌的作用；还有消炎，利尿，降血压和抗肿瘤等作用。临床上用于治疗急性肝炎，高血压，尿血，鼻出血，功能性子宫出血，外伤出血，痔疮，乳腺炎，肺结核咯血和慢性肾炎等。

2 大　麦

【别名】麦芽，大麦芽。

【来源】禾本科植物大麦 *Hordeum vulgare* L.。

【形态特征】一年生草本，高 60 ~ 100 cm。秆直立，光滑无毛。叶鞘无毛，有时基生叶叶鞘疏生柔毛；叶片扁平，长披针形，上面粗糙，下面较光滑。穗状花序分为若干节，每节着生 3 枚完全发育的小穗，每小穗有花 2 朵；内外颖均为线形或线状披针形；雄蕊 3 枚；子房 1 枚。颖果背面有沟。花期 3—4 月，果期 4—5 月。

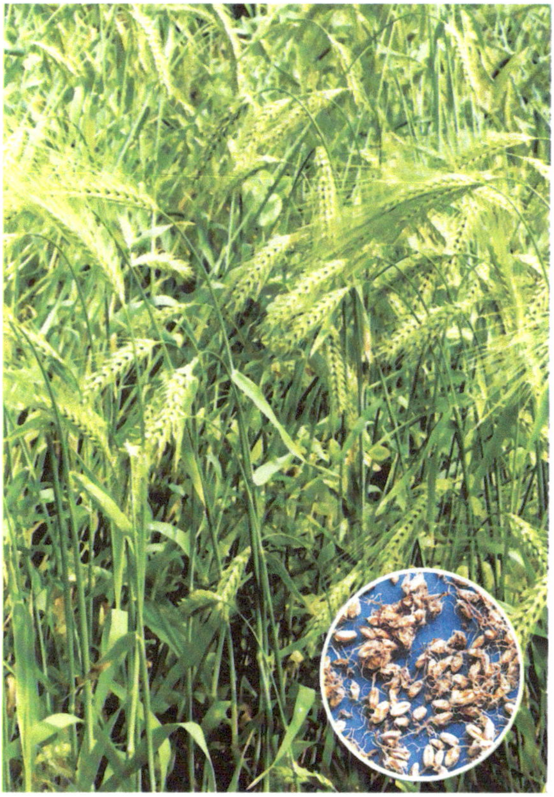

【生境及分布】适应性较强，分布广，在寒冷或温暖的气候中均能生长。以疏松、肥沃的微碱性土壤栽培为宜。我国各地均有栽种。

【药用部位及采收加工】药用颖果及新发的幼芽（药名为“麦芽”）。大麦：4—5 月果实成熟时采收，晒干，脱粒备用。麦芽：取净大麦，清水浸泡 3 ~ 4 小时，捞出，置能排水的容器中，盖好，每日淋水 2 ~ 3 次，保持湿润。至芽长 2 ~ 3 mm 时，取出，晒干备用。

【性味功效】大麦：味甘，性凉。健脾和胃，宽肠利水。麦芽：味甘，性平。行气消食，健脾开胃，退乳消肿。

【单方验方】①治食饱烦胀欲睡：大麦面熬香，水煎，每次服 6 g。②治小便卒淋涩痛：大麦 90 g，水煎，加适量生姜汁、蜂蜜混合，食前服。③治汤火灼伤：大麦炒黑，研末，油调涂搽患处。④治乳腺增生：麦芽 50 g，山楂、五味子各 15 g，水煎，每日 1 剂，分 2 次服。10 剂为 1 个疗程，连用 2 ~ 8 个疗程。⑤用于回乳：生麦芽 125 g，加水煎煮 2 次，分 3 次服；或炒麦芽研末，温开水送服，每次 15 g，每日 4 次。均可连用 3 日。⑥治乳汁自溢：生麦芽 100 ~ 200 g 煎汤，分 3 ~ 4 次服。⑦治食积不化、脘腹胀满：炒麦芽、炒谷芽各 12 g，山楂、莱菔子、陈皮各 10 g，水煎服。⑧治妇女回乳胀痛：大麦芽 60 g，水煎服，连服 6 天。

【现代研究】药理研究显示，麦芽有帮助消化，抑制催乳素分泌，抗霉菌，降低正常人血糖，抗氧化，抗血小板凝聚，调节血脂和保护肝脏等作用。临床上大麦用于治疗乳腺增生，乳汁自溢，消化不良，腹胀痛和烫伤等。麦芽用于治疗乳腺增生，乳汁自溢，胆固醇增高，病毒性肝炎，青春期乳腺增生，子宫肌瘤，肝肿大和腱鞘囊肿等。

3 大毛桐

【别名】大毛桐子根。

【来源】大戟科植物毛桐 *Mallotus barbatus* (Wall.) Muell. -Arg.。

【形态特征】落叶灌木或小乔木，高 1 ~ 4 m。幼枝密被棕黄褐色星状绵毛。叶互生，叶柄长 5 ~ 22 cm，被绵毛；幼叶红色，质厚，绒状；叶片纸质，卵形或卵圆形，先端渐尖，基部浑圆，边缘具疏锯齿，不分裂或 3 条浅裂，上面幼时密被星状茸毛，后渐变无毛，绿色叶脉 7 ~ 11 条。总状花序顶生或腋生；花序柄背面；花单性，雌雄异株；雄花 5 ~ 8 朵簇生，萼片 4 ~ 5 片，雄蕊多数；雌花单生于苞腋内，花萼 4 裂，子房方圆形，有乳头样突起，4 室。蒴果扁球形，被软刺和星状茸毛。种子卵形，黑色，光亮。花期 4—6 月，果期 7—10 月。

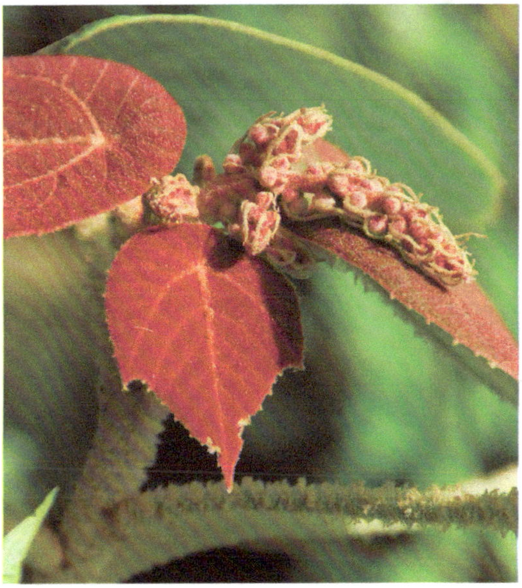
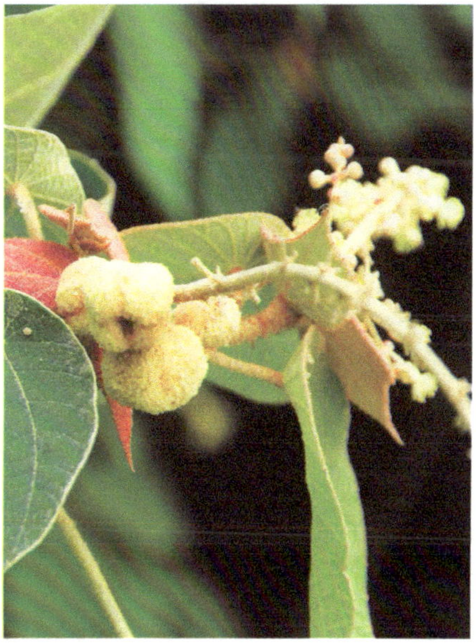

【生境及分布】生于山坡、疏林或灌木丛中。分布于湖南、湖北、广东、广西、四川、贵州和云南等地。

【药用部位及采收加工】药用根、叶。根：秋冬季采挖，洗净泥土，除去须根，洗净，微火烘干备用。叶：春夏季枝叶茂盛时采收，洗净，晾晒干燥备用。

【性味功效】味苦，性平。清热，利湿。

【单方验方】①治肺痨咯血：大毛桐根 60 g，稚公鸡 1 只，炖服。②治褥疮：大毛桐叶、毛漆公叶各等量，晒干研末，清洁创面后外敷。③治湿疹：大毛桐叶适量，晒干研末，外敷。

【现代研究】临床上大毛桐用于治疗肺结核咯血，肠炎腹泻，小便淋痛，皮肤溃疡，褥疮，漆疮，背癣和外伤出血等。

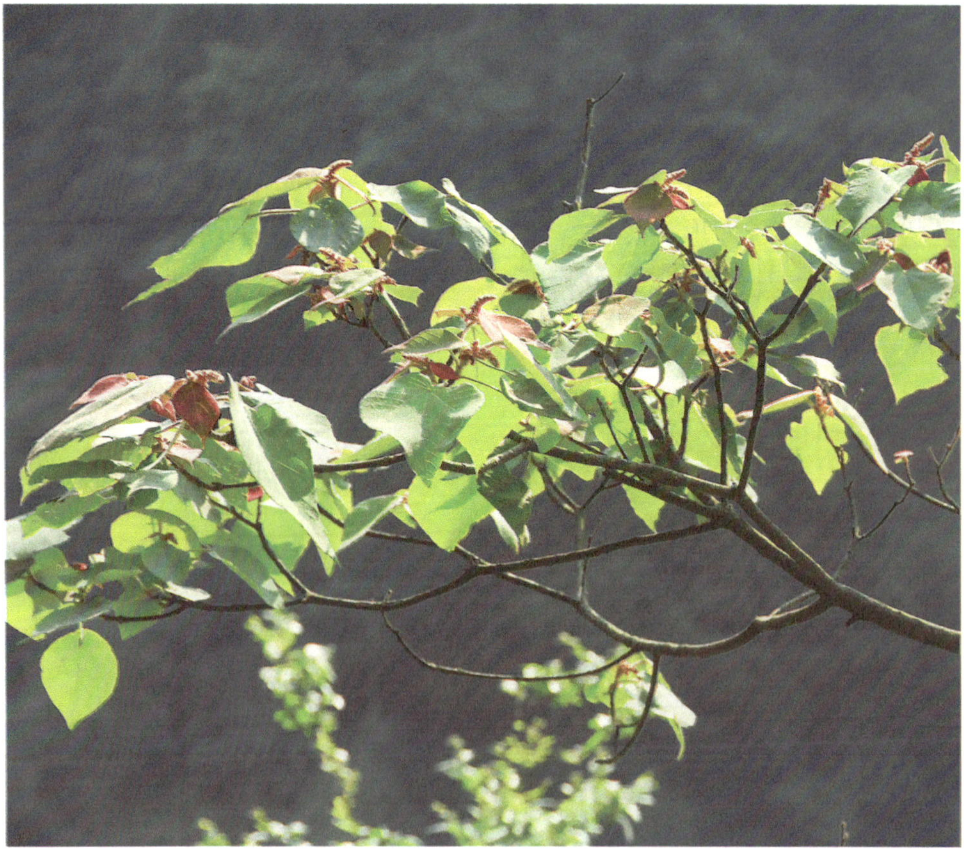

4 大钱麻

【别名】大蝎子草，禾麻，红活麻。

【来源】荨麻科植物大蝎子草 *Girardinia diversifolia* (Link) Friis。

【形态特征】多年生草本，高 0.5 ~ 2 m，茎具纵棱，伏生粗毛和粗螯毛。单叶互生，托叶合生。叶片宽卵形至扁圆形，基部圆形、截形或微心形，边缘有粗大锯齿，表面深绿色，背面浅绿色，两面均有

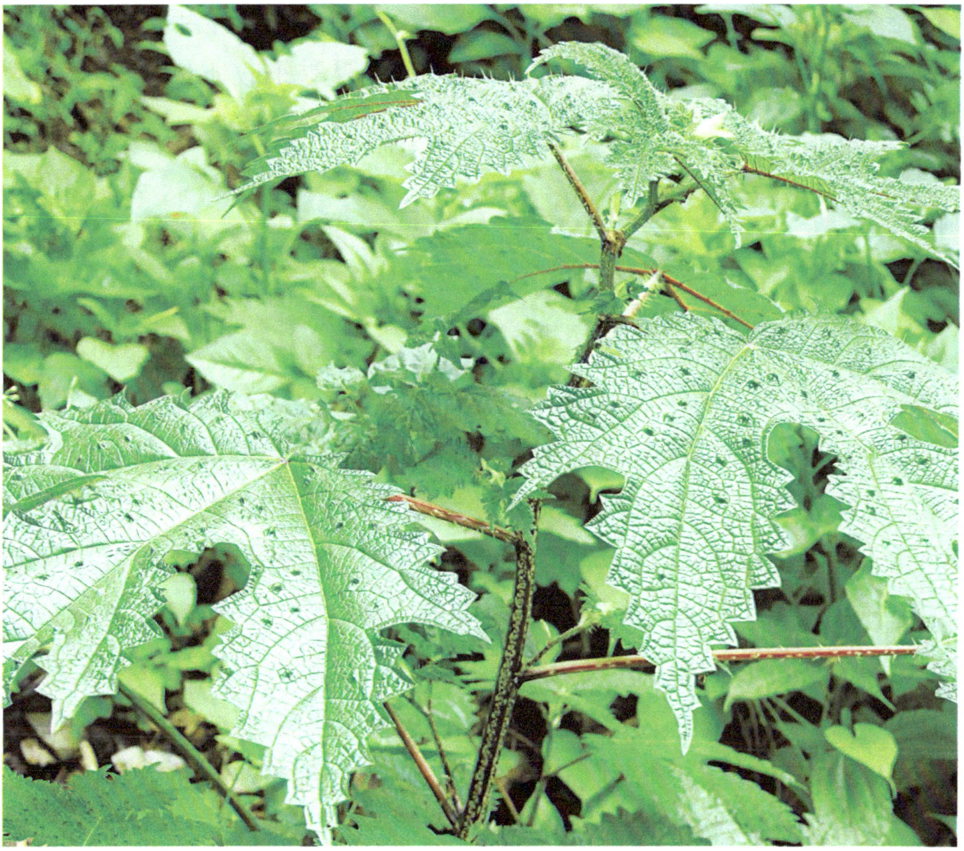

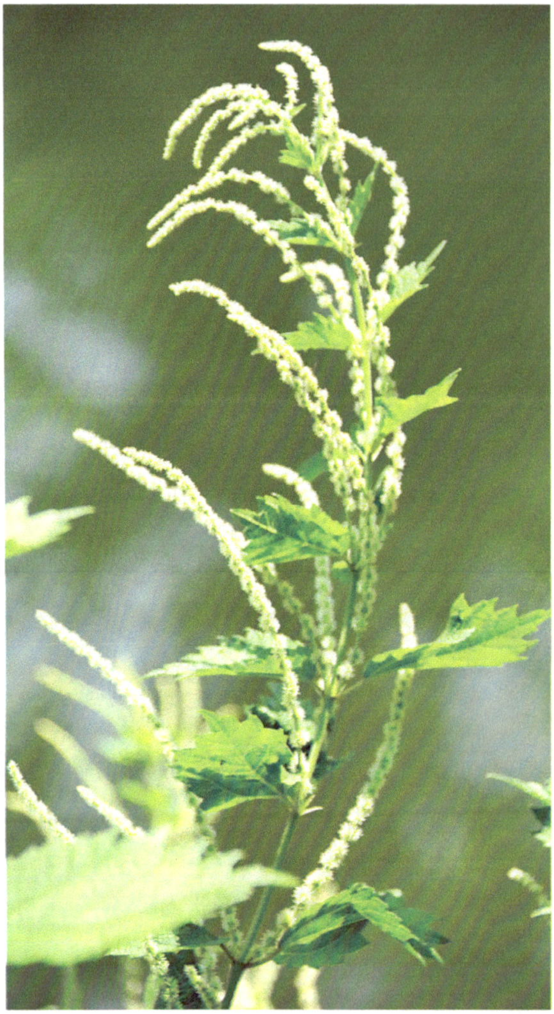

伏生粗毛和淡黄色粗螫毛。雌雄同株或异株；花序腋生，穗状；雄花序较短，位于茎下部；雌花被片2裂。瘦果扁圆，花柱宿存。花期9—10月。

【生境及分布】生于林下湿地或沟边草丛中。分布于陕西、甘肃、云南、贵州、广西和四川等地。

【药用部位及采收加工】药用全草。全年可采收，以春夏季采收质量较好，鲜用或晒干备用。

【性味功效】味苦、辛，性凉；有毒。祛痰，利湿，解毒，活血止痛。

【单方验方】①治风湿痹痛：大钱麻150 g，蜘蛛抱蛋根150 g，白酒500 mL浸泡，每次服15 mL，每日2次。②治风疹、皮肤瘙痒：大钱麻、土茯苓、地肤子、排风藤各15 g，牛蒡子9 g，水煎服加外洗。③治水泻：大钱麻叶、枫香树嫩叶各20 g，水煎服。④治跌打损伤：大钱麻、铁筷子、矮陀陀、四块瓦各20 g，泡酒服。⑤治疮痈肿痛：鲜大钱麻枝叶适量，捣烂敷患处。

【现代研究】药理研究显示，大钱麻有延长凝血酶原时间，抑制血小板聚集，镇痛，升高血压等作用。临床上用于治疗感冒，毒蛇咬伤，外伤出血等。

5　大青叶

【别名】板蓝根，欧洲菘蓝。

【来源】十字花科植物菘蓝 *Isatis indigotica* Fort.。

【形态特征】二年生草本。根肥厚。茎直立。基生叶莲座状，叶片长圆形，全缘或波状。茎顶生叶宽条形，先端钝尖，全缘。总状花序顶生，萼片 4 片；花瓣 4 瓣，黄色；雄蕊 6 枚，4 长 2 短。子房近圆柱形。短角果矩圆形，扁平，边缘翅状。花期 4—5 月，果期 6 月。

【生境及分布】栽培为主。喜温暖环境，耐寒，怕涝，宜选肥沃、疏松、排水良好的砂壤土栽培。分布于河北、北京、黑龙江、河南、江苏、甘肃等地。

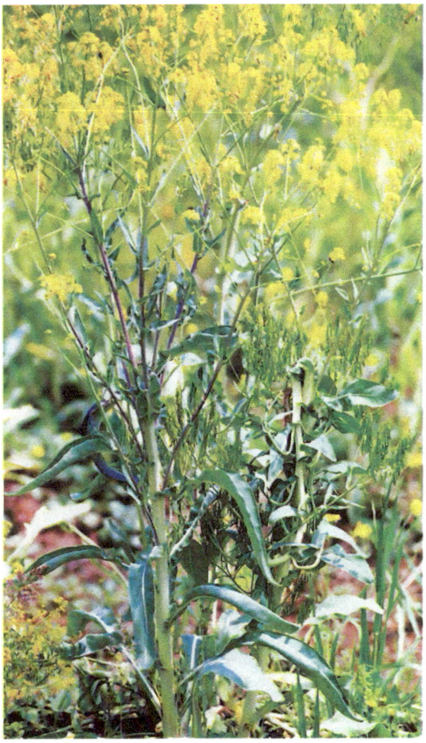

【药用部位及采收加工】药用叶片、根。叶片（药名为“大青叶”）：8—9 月采叶，晒干备用。根（药名为“板蓝根”）：秋季挖根，去除茎叶，洗净晒干，存放阴凉处备用。

【性味功效】叶片：味苦，性寒。清热解毒，凉血消斑。根：味苦，性寒。清热解毒，凉血利咽。

【单方验方】①治时行感冒：大青叶、板蓝根各 30 g，薄荷 6 g，水煎代茶饮。②治痄腮，咽痛，口舌生疮：单用大青鲜叶适量，捣汁内服或外敷肿痛处。③治热毒痢疾：大青叶 30 g，水煎服，每日 1 剂。④治麻疹发热，疹出不畅：大青叶、蒲公英各 500 g，煎煮后制成糖浆，口服，剂量为每周岁 3 ~ 5 mL，每日 2 次。⑤治外感风热，温病初起：板蓝根、金银花、荆芥各 10 g，水煎服。⑥治温病发热，咽痛：板蓝根、玄参、升麻各 10 g，水煎服。

【现代研究】药理研究显示，大青叶有广泛抗病原微生物，抑制多种致病菌和乙型脑炎病毒、腮腺炎病毒、流感病毒等作用。临床上用于治疗乙脑，流脑，腮腺炎，细菌性痢疾，传染性肝炎，慢性支气管炎，咽炎，单纯疱疹病毒性角膜炎以及喉癌，胃癌，直肠癌等。板蓝根有抗菌和抗病毒的作用。临床上用于治疗慢性粒细胞性白血病，传染性肝炎，过敏性紫癜，慢性结肠炎，黄水疮，小儿肺炎，胃及十二指肠溃疡等。

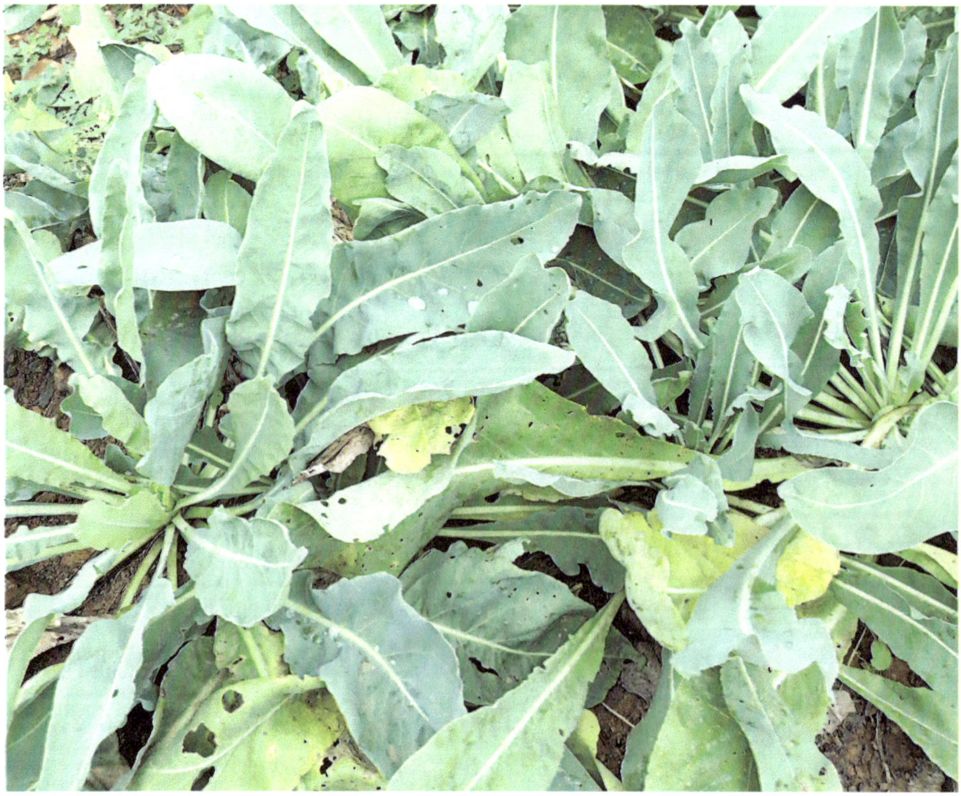

6 大　青

【别名】路边青，鸭公青。

【来源】马鞭草科植物大青 *Clerodendrum crytophyllum* Turcz.。

【形态特征】灌木或小乔木，高 1～10 m。幼枝黄褐色，被短茸毛，髓坚实，白色。单叶对生，叶片纸质，长圆状披针形或长圆形，先端渐尖或急尖，基部近圆形或宽楔形，全缘，两面无毛或沿叶脉疏生短柔毛，表面有腺点。伞房状聚伞花序顶生或腋生；萼杯状，先端 5 裂；花冠白色，先端 5 裂；雄蕊 4 枚。果近球形或倒卵形，绿色，成熟时蓝紫色。花期、果期 6 月至翌年 2 月。

【生境及分布】生于平原、路旁、丘陵及林下溪谷旁。分布于华东地区及湖南、湖北、广东、广西、贵州、云南等地。

【药用部位及采收加工】药用茎叶，根。茎叶：夏秋季采收，洗净，鲜用或切段晒干备用。根：夏秋间采挖，洗净，晒干备用。

【性味功效】茎叶：味苦，性寒。清热解毒，凉血止血。根：味苦，性寒。清热，凉血，解毒。

【单方验方】①治时疫病发热：大青茎叶 15～30 g，海金沙根 9 g，水煎服。②治大头瘟毒：大青鲜茎叶适量，洗净，捣烂，外敷患处；并取鲜叶 30 g，水煎服。③治小儿口疮：大青茎叶 6 g，黄连 3 g，水煎服。④治血淋、尿血：大青鲜茎叶 30～60 g，地黄 15 g，水煎加冰糖适量服。⑤治疔疖、痱子：大青鲜茎叶适量，水浓煎，取汁加薄荷油适量，浸洗患处。⑥治感冒发热：大青鲜根 30 g，连翘、板蓝根各 9 g，甘草 3 g，水煎服。⑦治时疫病发热：大青根 60 g，水

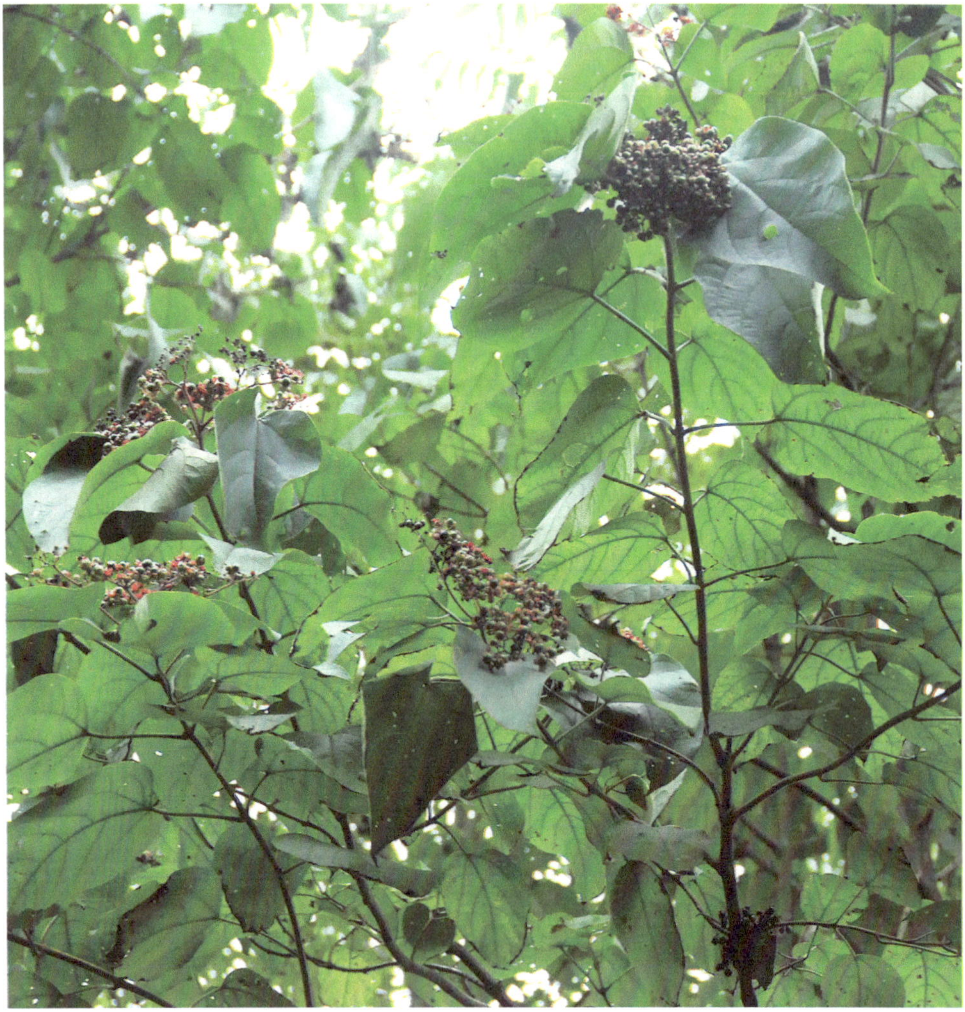

煎服。⑧治发热头痛：大青根 15 ~ 30 g，生石膏 45 ~ 60 g，水煎服。⑨治湿热痢：大青根 15 ~ 25 g，水煎服。⑩治偏正头痛：大青根、臭牡丹根各 30 g，鸡蛋 2 个，水煎，吃蛋喝汤。

【现代研究】药理研究显示，大青叶有抗病原微生物，抗炎和利尿等作用。临床上用叶治疗外感热病高热烦渴，痈疽，麻疹肺炎，黄疸型肝炎，痢疾，肠炎，风湿热，咽喉炎，尿血，鼻出血，外伤出血及口腔炎等；用根治疗流感高热，腮腺炎，麻疹肺炎，肝炎，痢疾肠炎，风湿热，咽喉炎及牙痛等。

7 大 蒜

【别名】葫，胡蒜。

【来源】百合科植物大蒜 *Allium sativum* L.。

【形态特征】多年生草本。鳞茎卵圆形，具蒜瓣 6~10 瓣，外包灰白色干膜质鳞被。叶基生，扁平，长披针形。花茎圆柱状，伞形花序，小而密生，具膜，花柄细；花被 6 片，粉红色；雄蕊 6 枚；雌蕊 1 枚。蒴果，种子黑色。花期 4—6 月。

【生境及分布】我国各地普遍栽种。

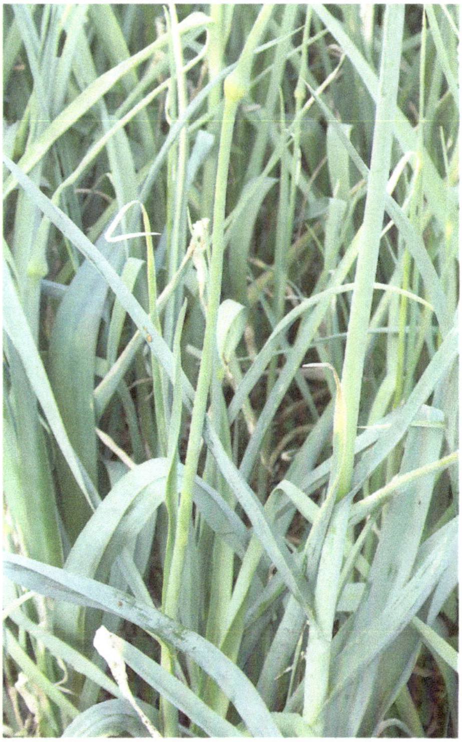

【药用部位及采收加工】药用鳞茎。5 月叶枯黄时采挖，切去须根及叶，剥除外膜，晾干备用。

【性味功效】味辛，性温。祛湿止痢，解毒杀虫。

【单方验方】①治脚癣瘙痒：生大蒜 1~3 个，连茎柄水煎，浸泡并外洗患处。②治肺痨咳嗽：生大蒜 100 g，猪肚 1 个，水炖服，每周 1 次。③治湿热泻痢：生大蒜 20 g，捣烂为泥，糖水冲服，每日 2 次。④治胃寒食积不化：生大蒜适量捣泥，开水冲温服，或合用理中丸疗效更佳。

【现代研究】药理研究显示，大蒜有降低血糖，杀菌，降血压，降血脂，抗血小板聚集，提高纤维蛋白溶解活性，保护脑细胞，保肝，保胃及抗衰老等作用。临床上用于治疗细菌性痢疾，阿米巴痢疾，流行性感冒，流行性脑脊髓膜炎，流行性乙型脑炎，大叶性肺炎，百日咳，伤寒等。

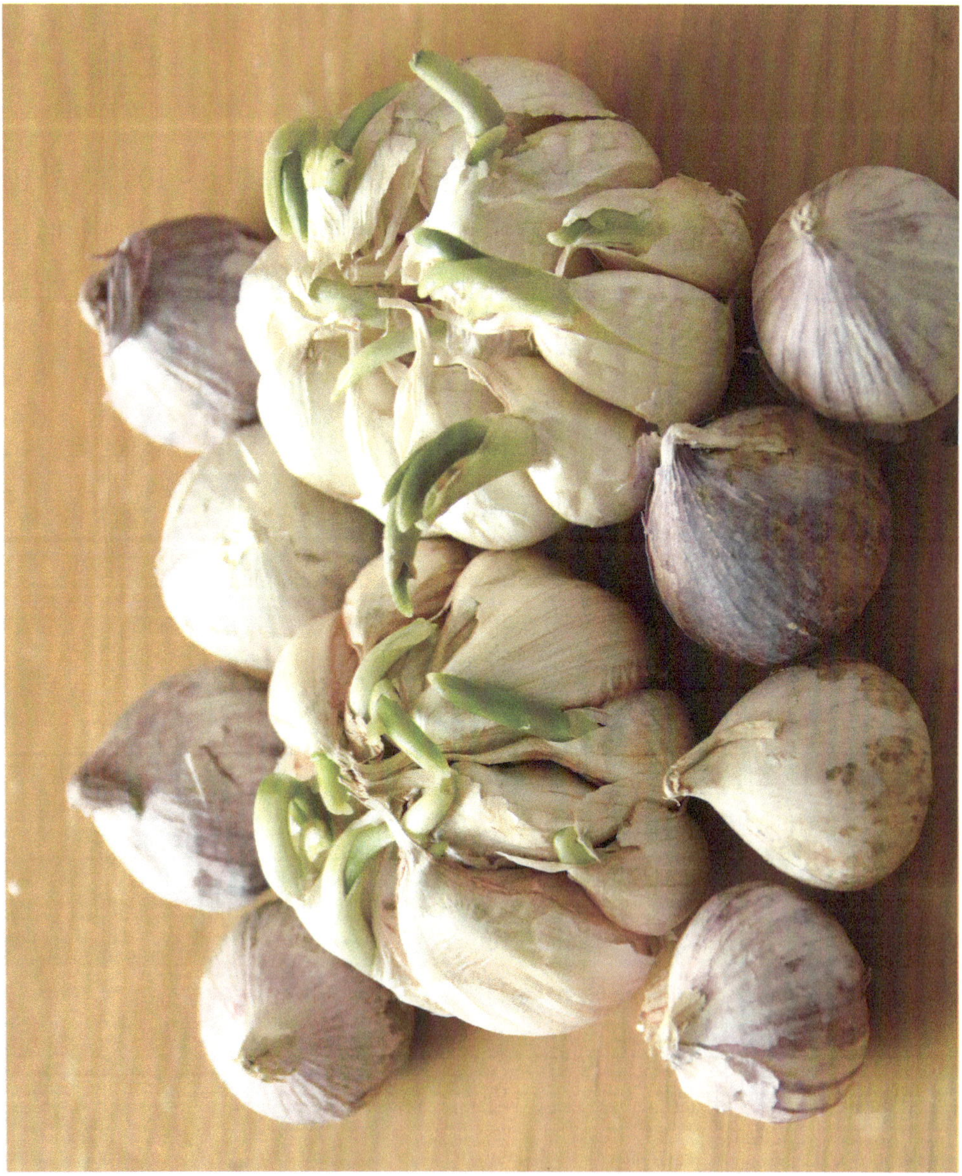

8　大血藤

【别名】红藤，五花血藤。

【来源】木通科植物大血藤 *Sargentodoxa cuneata* (Oliv.) Rehd. et Wils.。

【形态特征】落叶藤本，长达 9 m。茎褐色，有条纹。3 出复叶互生；中央小叶菱状卵形，有短柄，先端尖，基部楔形；两侧小叶较中央叶片大，斜卵形，先端尖，基部不对称。总状花序腋生，花单性，雌雄异株；雄花黄色，萼片 6 片；雌花与雄花同，有退化雌蕊。浆果卵形，种子黑色。

【生境及分布】生于深山疏林，大山沟畔肥沃土壤中。分布于河南、安徽、江苏、浙江、江西、广东、广西、湖南、湖北、贵州、云南、四川等地。

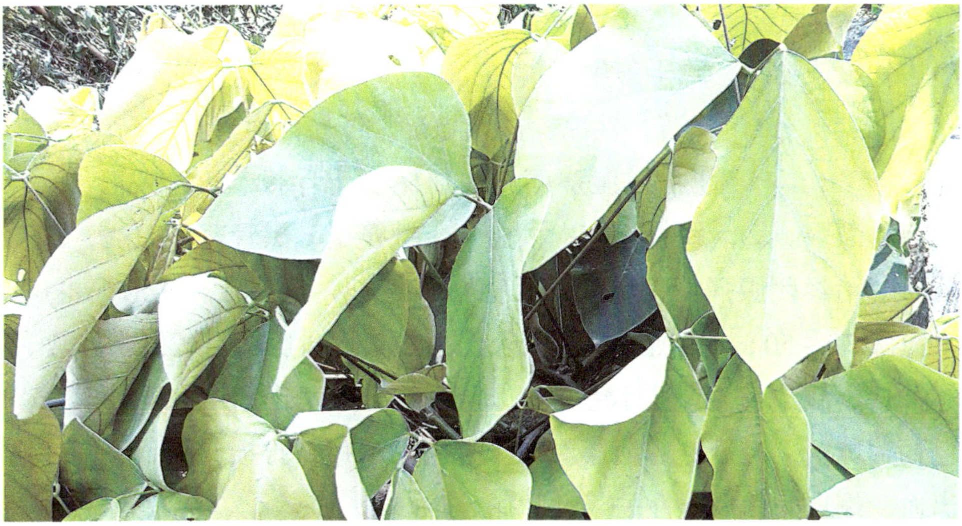

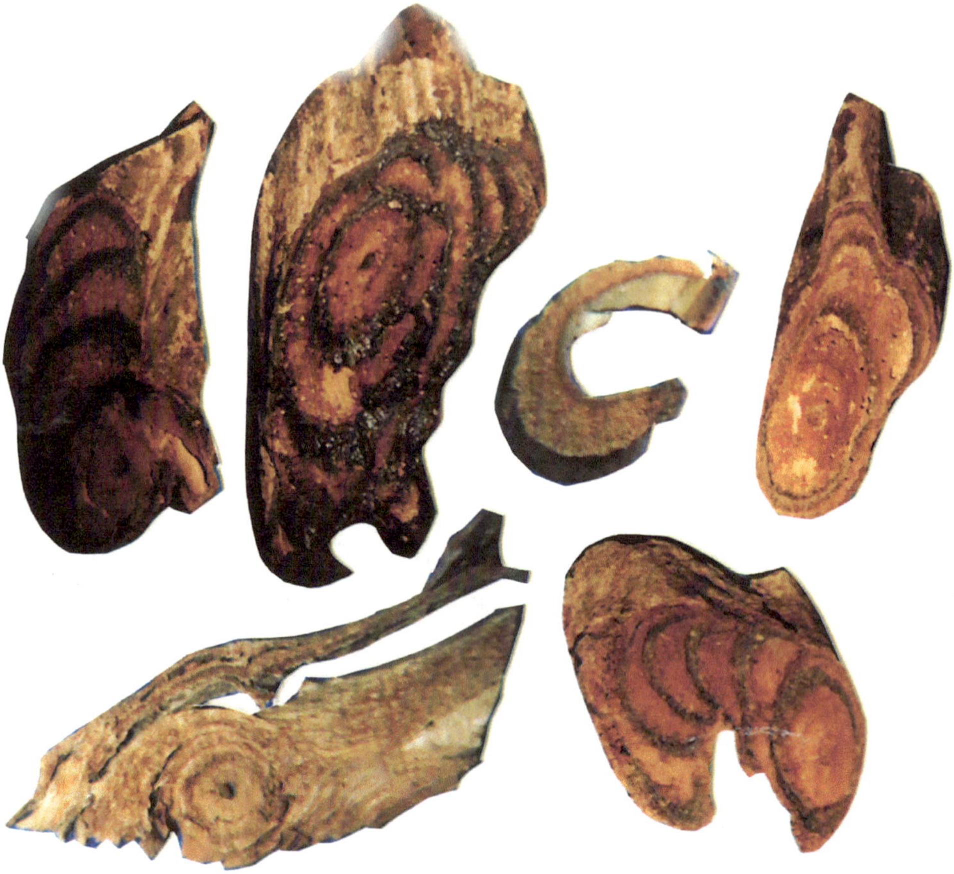

【药用部位及采收加工】药用藤茎。8—9 月采收，除去枝叶，洗净，切段或切片，晒干备用。

【性味功效】味苦，性凉。祛风除湿，舒筋活血。

【单方验方】①治风湿痹痛：大血藤、千斤拔、五加皮各 50 g，水煎兑酒服。②治跌打损伤：大血藤、铁筷子、黑骨藤各 30 g，泡酒服。③治经闭腹痛：大血藤、元宝草各 10 g，水煎服。④治蛔虫病：大血藤 30 ~ 50 g，水煎服。⑤治外伤出血：大血藤适量，研末外敷。

【现代研究】药理研究显示，大血藤有抑菌作用，主要针对金黄色葡萄球菌、乙型链球菌等。临床上用于治疗跌打损伤，闭经，外伤出血，蛔虫病和风湿性关节炎肿痛等。

9 大叶花椒

【别名】蚌壳花椒，铁杆椒。

【来源】芸香科植物蚌壳花椒 *Zanthoxylum dissitum* Hemsl.。

【形态特征】木质藤本，幼时灌木。根皮黄色，粗糙。茎、枝有刺。单数羽状复叶互生，小叶 5 ~ 9 片，对生，有短柄；叶片近革质，窄矩圆形或卵状矩圆形，长 7 ~ 16 cm，宽 3 ~ 6 cm，先端渐尖，基部渐窄，两侧不等，全缘或微波状，叶背脉上有钩刺。聚伞状圆锥花序腋生，花单性，雄花雄蕊大而密集。蓇果老枝上簇生，成熟时 2 瓣裂。种子黑色，光亮。

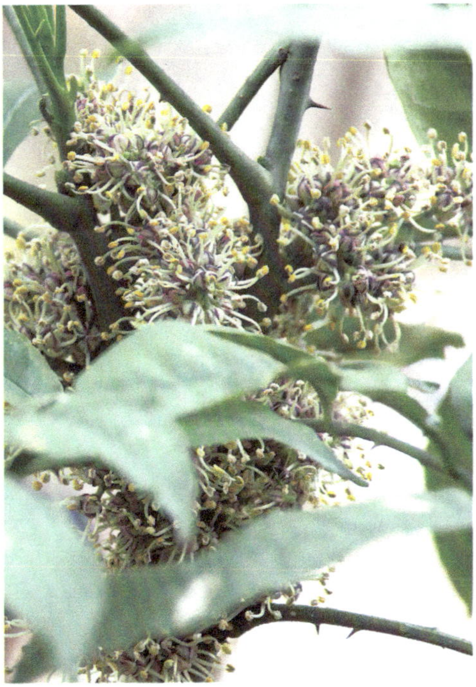

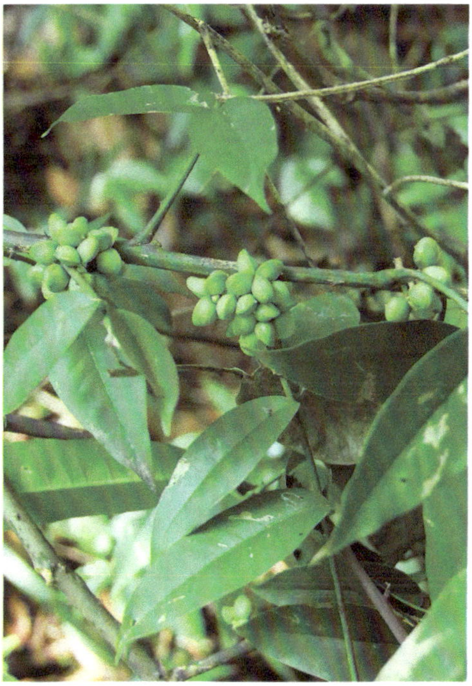

【生境及分布】生于山地、灌丛和林缘。分布于贵州、云南、四川、陕西、湖南、湖北、广东、广西等地。

【药用部位及采收加工】药用根、果实。根：夏秋季采挖，洗净，晒干备用或鲜用。果实：7—8 月果实成熟时采摘，晒干备用。

【性味功效】根：味辛，性温。活血散瘀，止痛。果实：味辛，性温；有小毒。散寒止痛，调经。

【单方验方】①治劳伤咳嗽：大叶花椒根 30 g，青鱼胆根、兔耳风根各 15 g，泡白酒 250 mL，每日 3 次，每次 15～30 mL。②治劳伤吐血：大叶花椒根、大苋菜、大种鹅儿肠各 15 g，泡酒 250 mL，每日 3 次，每次 10 mL。③治牙痛：大叶花椒根皮 1 小块，煎水含漱。④治月经过多：大叶花椒果 15 g，月月红 9 g，棣棠花 6 g，水煎，加红糖服。

【现代研究】临床上大叶花椒用于治疗久病咳嗽、咯血，跌打损伤和龋齿牙痛等。

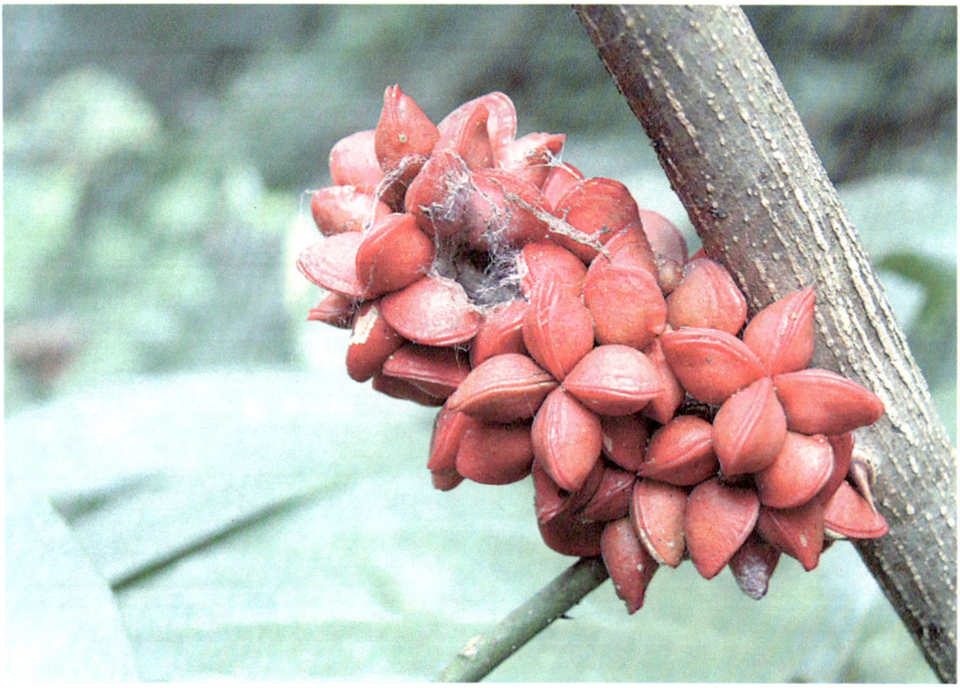

10 大叶紫珠

【别名】大风叶，细朴木。

【来源】马鞭草科植物大叶紫珠 *Callicarpa macrophylla* Vahl。

【形态特征】灌木至小乔木，高 3 ~ 5 m。小枝近方形，全株被灰白色长茸毛。单叶对生，叶柄粗壮；叶片长椭圆形、椭圆状披针形或卵状椭圆形，先端渐尖，基部钝圆或宽楔形，边缘有锯齿；侧脉 8 ~ 14 对，表面有短毛，背面密生灰白色茸毛。聚伞花序腋生，花萼杯状；花冠红色；雄蕊 4 枚；子房被微毛。果实球形，熟时紫红色。花期 4—7 月，果期 7—12 月。

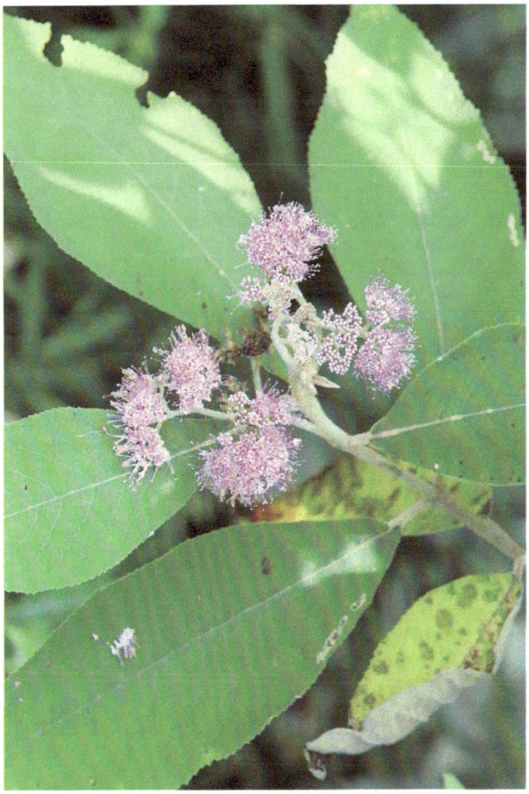

【生境及分布】生于山坡、丘陵、疏林下或灌丛中。对土地要求不严，以水分和日照充足、土地肥沃的壤土栽培为宜。分布于广东、广西、贵州和云南等地。

【药用部位及采收加工】药用叶、根。叶：夏秋季可采，洗净，晒干备用或鲜用。根：全年可采收，洗净，切片晒干备用。

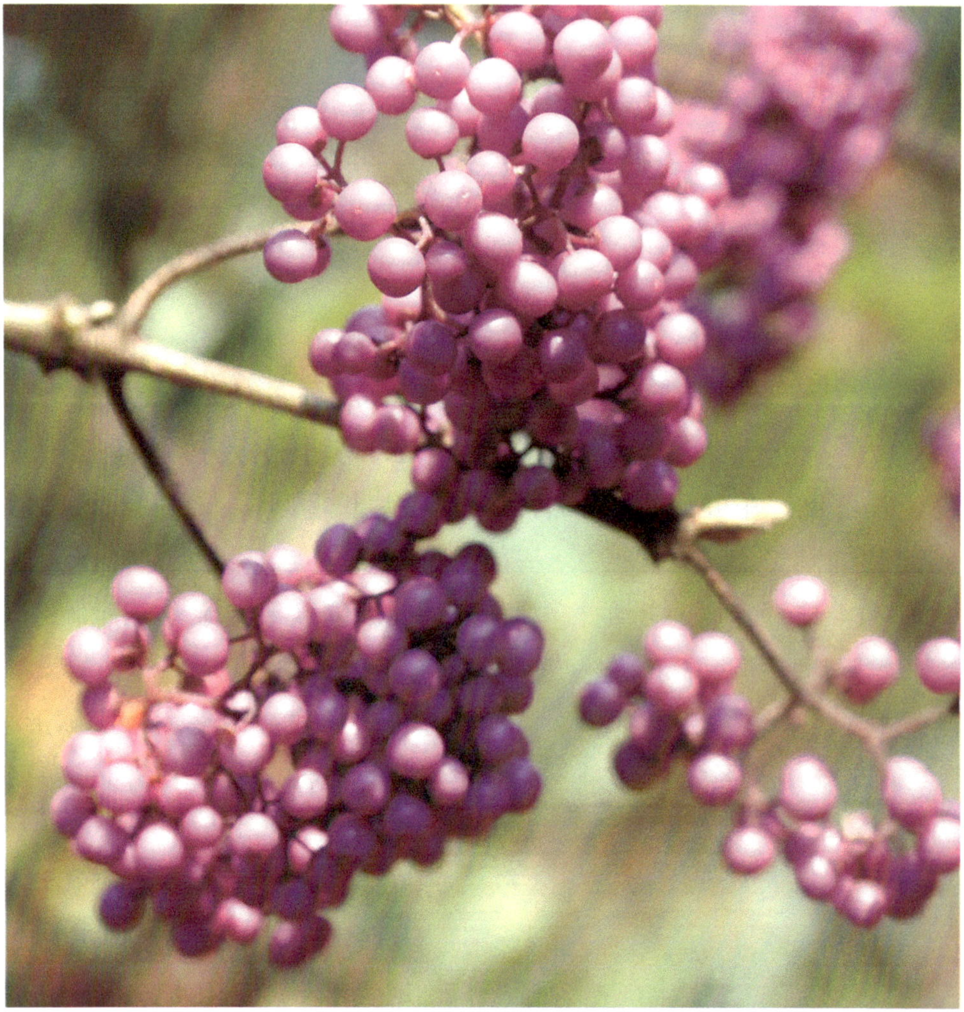

【性味功效】味苦，性平。收敛止血，散瘀消肿。

【单方验方】①治消化道出血：大叶紫珠、反背红各 20 g，水煎服。②治血崩：大叶紫珠、泥糊菜各 20 g，水煎服。③治跌打肿痛：大叶紫珠、九斯马、矮地茶各 20 g，水煎服。④治风湿骨痛：大叶紫珠、大风藤、黑骨藤各 15 g，水煎服。⑤治外伤出血：大叶紫珠叶、果研末外敷患部。

【现代研究】临床上大叶紫珠用于治疗外伤出血，尿血，扭伤肿痛，跌打损伤等。

11　大夜关门

【别名】夜合叶。

【来源】豆科植物多脉叶羊蹄甲 *Bauhinia pernervosa* L. Chen。

【形态特征】直立或攀缘小灌木，高达 2 m。小枝纤细，具棱，幼枝被微茸毛，后渐无毛。单叶互生，叶片近肾状卵形，顶端 2 裂至叶片 1/3 ~ 1/2，裂片先端圆，基部圆形或心形；上面无毛，下面密被白色微柔毛，并混生红棕色“丁”字形毛。伞房状总状花序，顶生或腋生，花白色；萼管陀螺形，2 裂；花瓣线状倒披针形；雄蕊 10 枚，5 长 5 短；子房被长柔毛。荚果倒披针形，先端偏斜。花期 5—7 月，

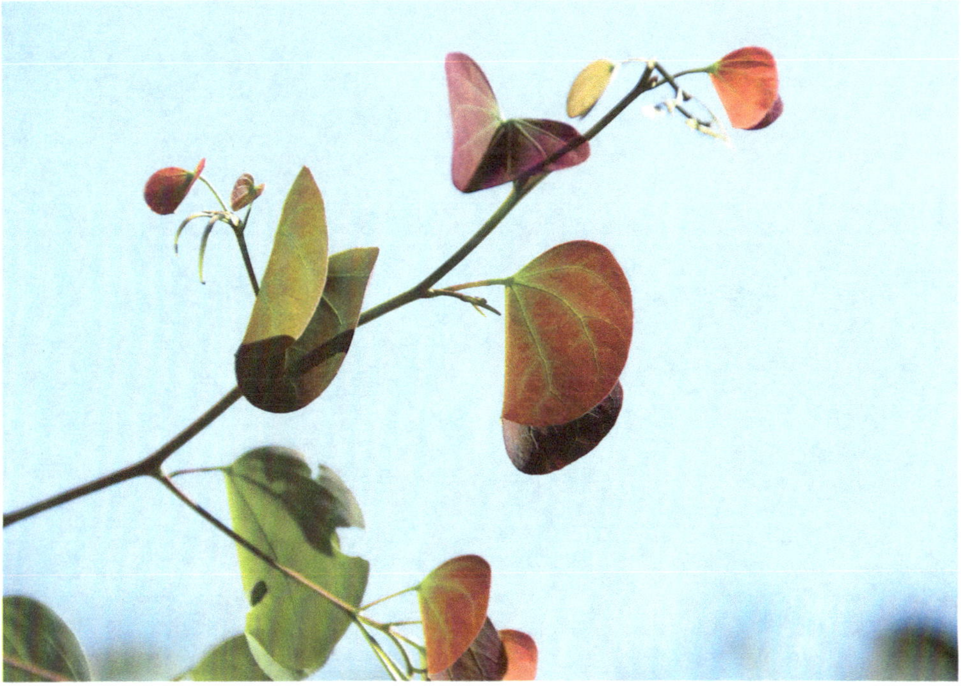

果期 8—10 月。

【生境及分布】生于海拔 400 ~ 2800 m 的山坡、山脚灌丛中。分布于西南地区及甘肃、陕西、湖北、广西等地。

【药用部位及采收加工】药用根。夏秋采收，洗净，晒干备用。

【性味功效】味辛、酸、微苦，性温。镇咳，止血，补肾摄精。

【单方验方】①治崩漏：大夜关门根 30 g，甜酒水煎服。②治咳嗽：大夜关门根 15 g，水煎服。③治遗精、滑精：大夜关门根、阳雀花根各 15 g，水煎服或炖肉吃。④治遗尿：大夜关门根 30 g，切细，装入猪膀胱中炖服。⑤治风湿筋骨疼痛：大夜关门根 15 ~ 30 g，泡酒服。⑥治盗汗、遗精、夜尿多：大夜关门根 30 g，菌子串、仙茅根、金樱子各 15 g，水煎服。

【现代研究】临床上大夜关门用于治疗崩漏，感冒咳嗽，滑精，遗精，遗尿，风湿性关节炎，久咳，盗汗，腹泻，失眠，湿疹，疥癣，烫伤和痈肿疮毒等。

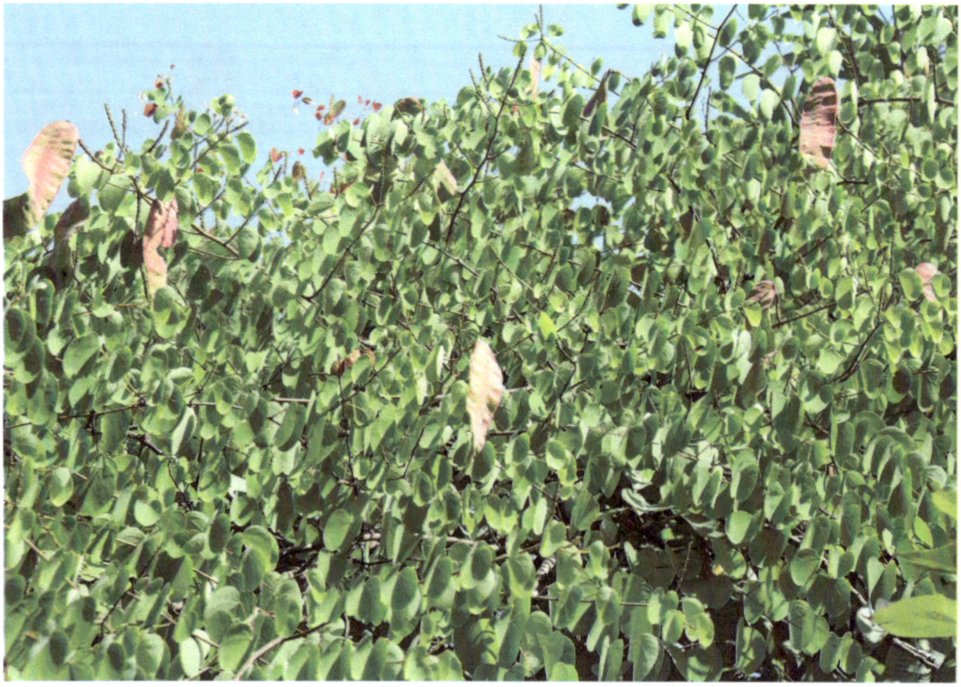

12 大　枣

【别名】红枣，枣子。

【来源】鼠李科植物枣 *Ziziphus jujuba* Mill.。

【形态特征】灌木或乔木，高达 10 m。长枝无毛，幼枝纤细，呈“之”字形弯曲，紫红色或灰褐色，具 2 个托叶刺，直立或钩状；短枝长圆状；当年生小枝绿色。单叶互生，纸质，叶片卵圆形至卵状披针形，先端钝圆或圆形，基部偏斜近圆形，边缘有细锯齿，上面深绿色，下面浅绿色，基出脉 3 条。聚伞花序腋生；花小，黄绿色；花萼 5 片；花瓣 5 瓣；雄蕊 5 枚；子房 2 室。核果长圆形或长矩圆形，成熟时深红色，中果皮肉厚，味甜，核两端锐尖。花期 5—7 月，果期 8—10 月。

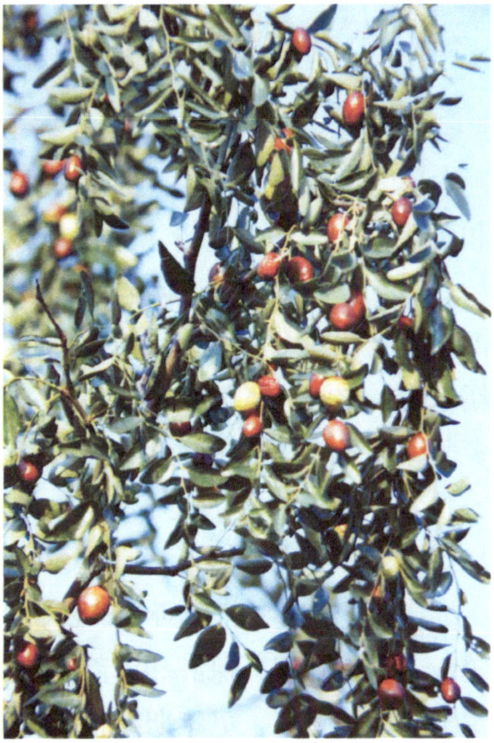

【生境及分布】喜干燥冷凉气候，喜光，耐寒，耐干旱，耐盐碱。宜选干燥的山坡、丘陵、荒地，平原种植，以砂壤土栽培为宜。我国大部分地区有栽种。

【药用部位及采收加工】药用新鲜或干燥果实。秋季果实成熟时采收，随采随晒；因果皮薄，亦可阴干备用。

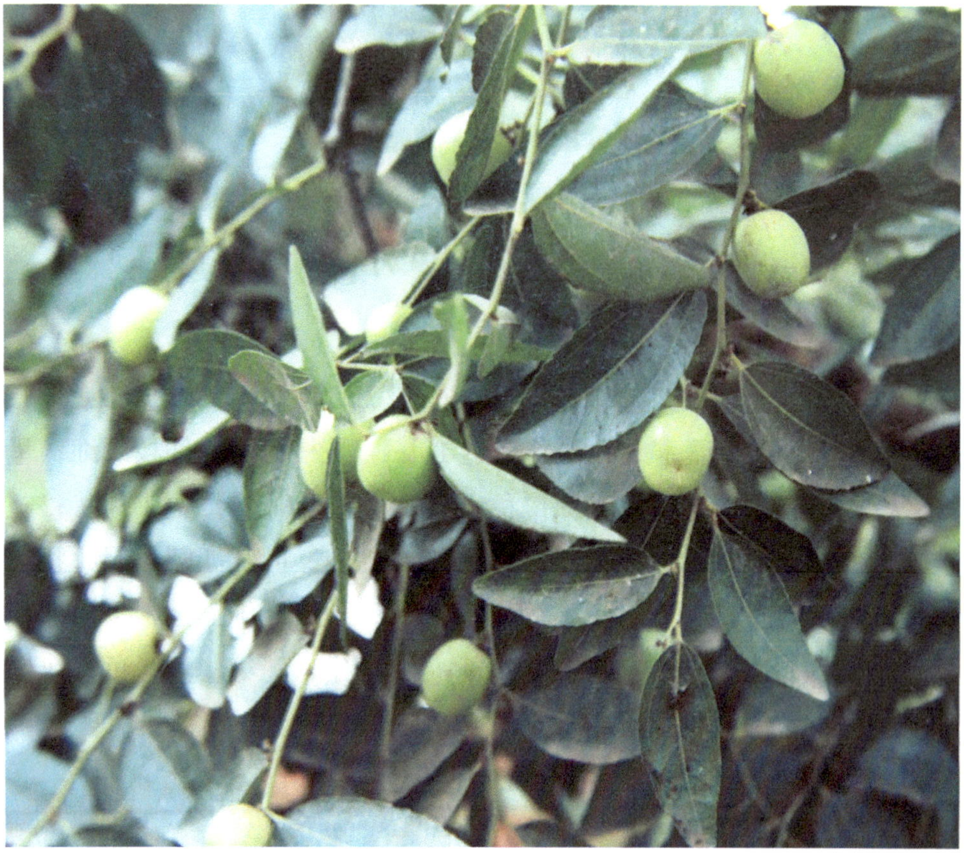

【性味功效】味甘，性温。补脾胃，益气血，安心神，调营卫，和药性。

【单方验方】①治体弱多汗：大枣 10 枚，乌梅 9 g，桑叶 12 g，浮小麦 15 g，水煎服。②治血虚眩晕，失眠：大枣 10 枚，百合 15 g，糯米 30～50 g，煮粥食用，每日 1 次。③治消渴口干：大枣去核，配炙甘草、杏仁、乌梅，共捣烂，用蜂蜜为丸，如枣核大，每日含服 2～3 次。④治血虚：大枣 15 g，地黄 20 g，阿胶 5～8 g，水煎，每日 1 次。

【现代研究】药理研究显示，大枣有抗变态反应，增强肌力，延缓衰老，抗肿瘤，保肝和镇静等作用。临床上用于治疗内痔出血，春季卡他性结膜炎，更年期综合征，银屑病和过敏性紫癜等。

13 代代花

【别名】玳玳花。

【来源】芸香科植物玳玳花 *Citrus aurantium* L. var. *amara* Engl.。

【形态特征】常绿灌木或小乔木，高 5 ~ 10 m。小枝细长，疏生短棘刺。叶互生，叶片椭圆形至卵状长圆形，先端渐尖，基部阔楔形，边缘具微波状齿；革质，具半透明油点。花单生或簇生于叶腋；花萼杯状，顶端 5 裂；花瓣 5 瓣，白色；雄蕊约 25 枚，花丝基部合成数束；子房上位，柱头头状。柑果橙红色，近圆球形，瓢囊约 10 瓣。种子椭圆形，先端楔形。花期 5 月，果期 12 月。

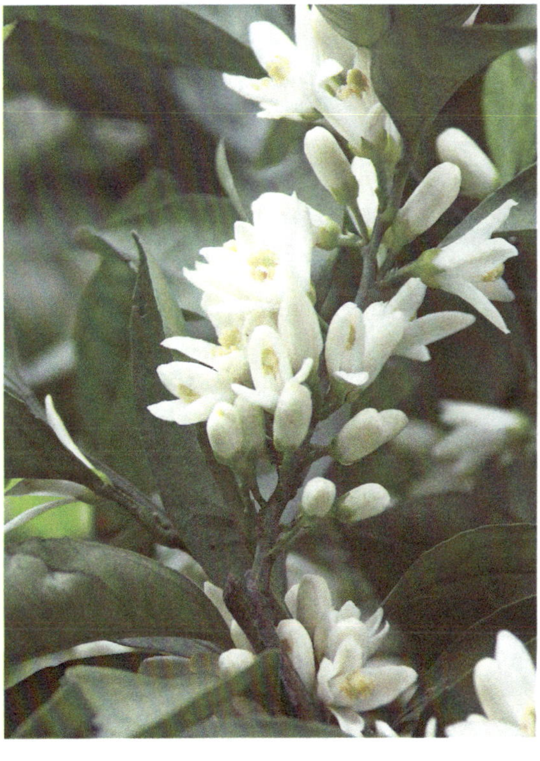

【生境及分布】喜温暖湿润气候，不耐寒，幼苗怕冻，以向阳背风山坡、土层深厚、排水良好的砂壤土栽培为宜。分布于浙江、江苏、广东和贵州等地。

【药用部位及采收加工】药用花蕾。立夏前后，选晴天上午露水干后，摘取含苞未开的花朵，微火烘干备用。

【性味功效】味辛、甘、苦，性平。理气宽胸，和胃止呕。

【单方验方】①治胸腹胀满：代代花、玫瑰花、厚朴花各 3 g，水煎服。②治胃脘疼痛：代代花 6 g，制香附、川楝子、白芍各 9 g，水煎服。

【现代研究】临床上用于治疗消化不良，胃腹疼痛等。

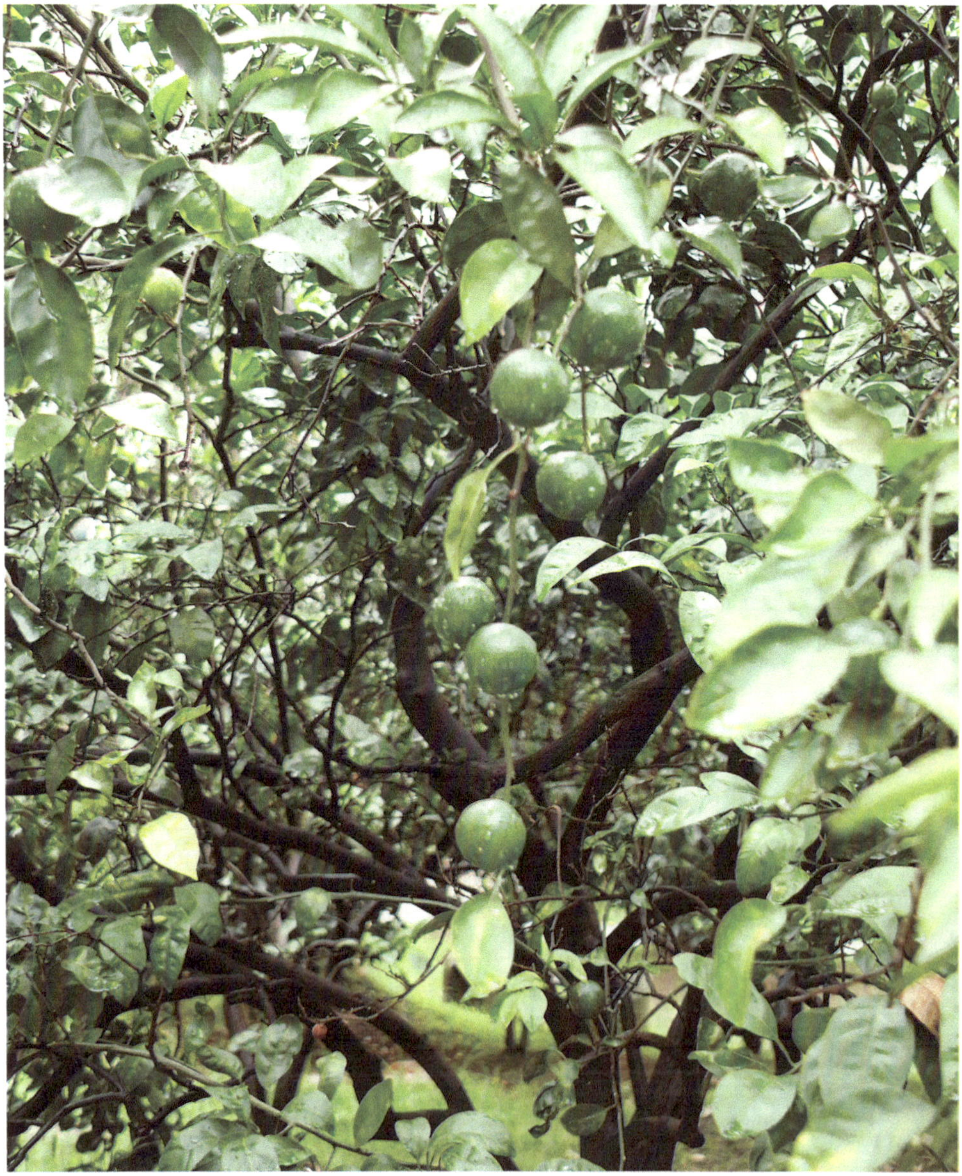

14 丹　参

【别名】紫丹参。

【来源】唇形科植物丹参 *Salvia miltiorrhiza* Bge.。

【形态特征】多年生草本，高 30 ~ 80 cm，全株密被柔毛。根圆柱形，砖红色。茎直立，四棱，上部多分枝。羽状复叶对生，小叶 5 ~ 7 片，叶片卵形或卵状椭圆形，先端尖，基部楔形或圆形，边缘有锯齿。两面密被白色柔毛。轮伞花序腋生或顶生，每轮有花 3 ~ 10 朵；花萼钟状，紫色，二唇形；雄蕊 2 枚，子房深 4 裂。小坚果 4 个。花期 5—8 月，果期 8—9 月。

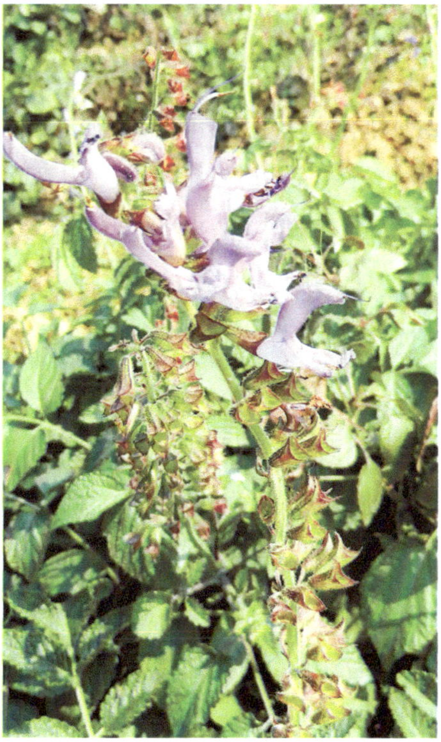

【生境及分布】生于山坡草地、沟旁、灌木林下。喜温暖湿润气候，以土层深厚肥沃、排水良好、富含腐殖质的土壤栽培为佳。分布于湖北、江西、贵州、四川、广东、辽宁、甘肃、陕西等地。

【药用部位及采收加工】药用根及根茎。11 月上旬至第二年 3 月均可采收。将根挖出，除去泥土、须根，洗净，晒干备用。

【性味功效】味苦，性寒。活血调经，凉血消痈、养血安神。

【单方验方】①治月经不调、痛

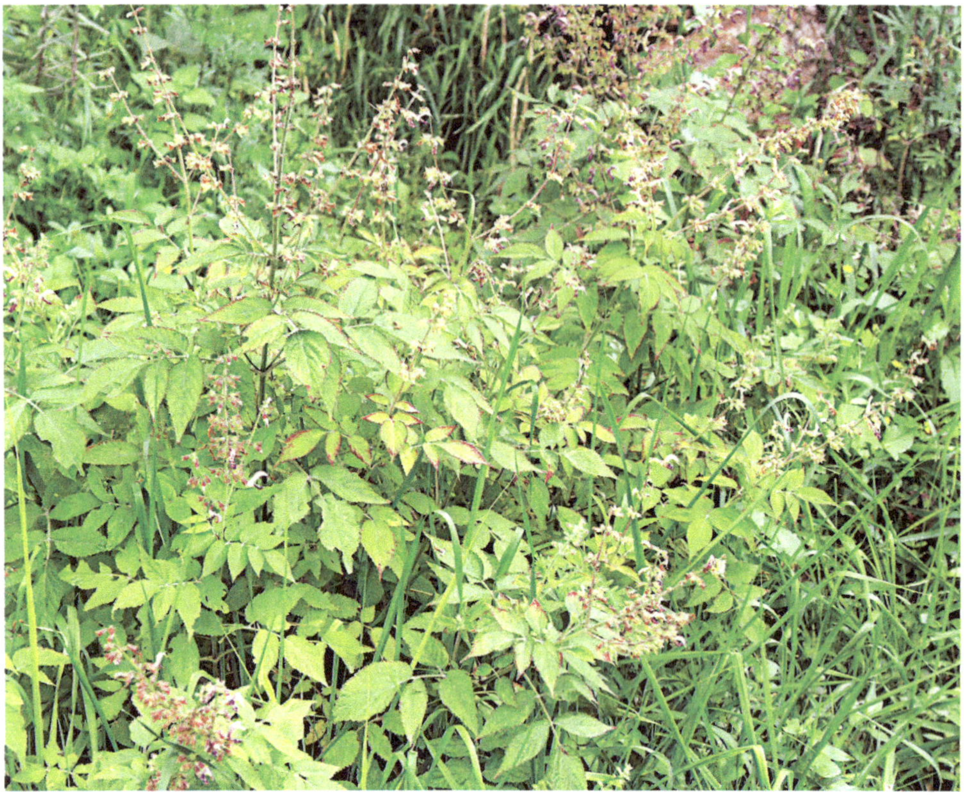

经：丹参、益母草各 15 g，桃仁、红花各 10 g，水煎服。②治胸痹心痛：丹参适量，配降香、川芎、赤芍、红花等，制成片剂、胶囊等现代制剂使用。③治头痛：丹参 30 g，钩藤、牛膝、僵蚕各 9 g，水煎服。④治脾虚肝郁胁痛、食少：丹参、板蓝根各 15 g，郁金 12 g，水煎服。

【现代研究】药理研究显示，丹参能扩张冠状动脉，增加冠脉血流量，改善心肌缺血、微循环，促进血液流速，降低血压，改善血液流变性，降低血液黏度，抑制血小板和凝血功能，降血脂，促进肝细胞再生，抗肝纤维化，促进骨折和皮肤切口愈合，抗胃溃疡，改善肾功能，镇静，镇痛，抗炎，抗过敏和抑制多种致病菌等作用。临床上用于治疗脑血栓，冠心病，心绞痛，高血压，血栓闭塞性脉管炎和慢性肝炎等。

15 淡 竹

【别名】淡竹叶，竹茹，青竹茹，淡竹笋。

【来源】禾本科植物淡竹 *Phyllostachys nigra* (Lodd. ex Lindl) Munro var. *henonis* (Mitf.) Stapf ex Rendle。

【形态特征】多年生常绿乔木或灌木，秆高 7 ~ 18 m，直径 3 ~ 10 cm，圆筒形，绿色，无毛秆环及箨环均甚隆起。秆箨长于节间，硬纸质，背面无毛或具微毛；箨耳显著；箨舌发达；箨叶长披针形，鲜绿色，先端渐尖，基部收缩。叶片质薄，狭披针形，先端渐尖。主枝三棱形或微具四方形，具白色蜡粉。穗状花序小枝排列成覆瓦状，小穗含花 2 ~ 3 朵，颖 1 ~ 2 片；雄蕊 3 枚，花丝甚长；子房尖卵形，花柱丝状。笋期 4—5 月。

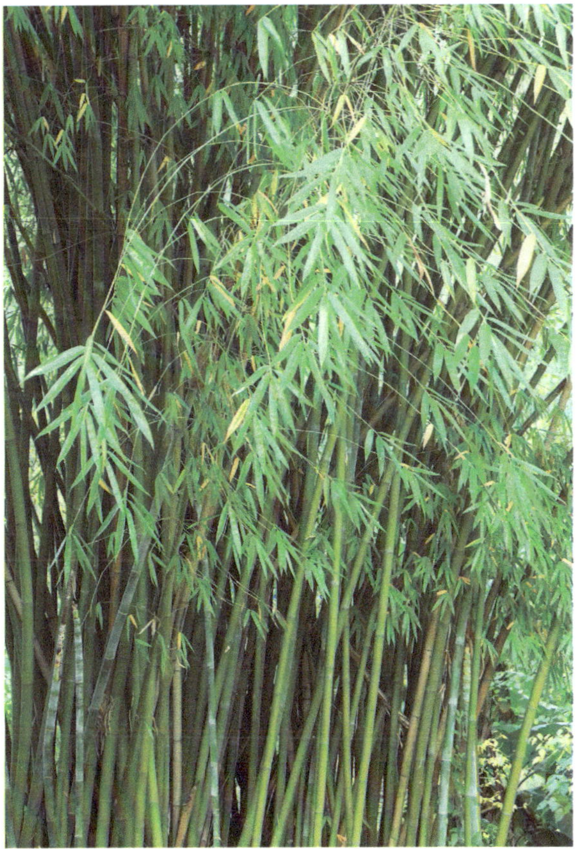

【生境及分布】常栽植于庭院周围。喜温暖湿润气候，忌严寒和强风。宜选背风向阳山坡、村庄

附近缓坡平地及近水旁栽种，以湿润、肥沃和排水良好的中性砂质土壤栽植为宜。分布于我国长江以南地区。

【药用部位及采收加工】药用叶，干燥或新鲜中间层（药名为“竹茹”）。叶：随时采用鲜品或晒干备用。中间层：冬季砍伐当年生长的新竹，除去枝叶，锯成段，刮去青皮，将中间层刮成丝状，摊放晾晒干备用。

【性味功效】叶：味甘、淡，性凉。清热除烦，生津，利尿。竹茹：味甘，性微寒。清热化痰，除烦止呕。

【单方验方】①治热病伤津，烦热口渴：竹叶、麦冬、天花粉各12 g，石膏 30 g，水煎服。②治感冒发热、咽痛、口干：竹叶、连翘、薄荷各 12 g，金银花 20 g，水煎服。③治口舌生疮或小便淋涩热痛：竹叶 10 g，地黄 12 g，木通 6 g，甘草梢 6 g，水煎服。④治呕吐：竹茹 30 g，陈皮 12 g，水煎取汁，生姜汁兑服。⑤治痰浊上犯眩晕：茯苓 30 g，白术、党参各 12 g，桂枝、竹茹、半夏、陈皮、天麻各 9 g，生姜 3 片，大枣 7 枚，水煎服。⑥治胃脘痛：黄连 3～9 g，半夏、陈皮、茯苓、姜竹茹、枳壳各 10 g，炙甘草 6 g，水煎服。⑦治痰扰心烦不眠：竹茹、枳实、半夏、茯苓各 10 g，水煎服。

【现代研究】药理研究显示，淡竹叶能增加尿中氯化物排泄量，抑制小白鼠肉瘤（S_{180}）及艾氏腹水癌（EC），升高血糖，提高机体免疫功能和抑菌等作用。竹茹有较强抑制白色葡萄球菌、枯草杆菌、大肠杆菌及伤寒杆菌，升高血糖，增加尿中氯化物排泄量等作用。临床上淡竹叶用于治疗感冒发热，急性泌尿道感染，小便涩痛，口腔溃疡，胃肿瘤化疗毒副反应和膀胱癌等。竹茹用于治疗高血压眩晕，神经官能症，消化道溃疡，胃痛和胆汁返流性胃炎等。

16　淡竹叶

【别名】竹叶麦冬。

【来源】禾本科植物淡竹叶 *Lophatherum gracile* Brongn.。

【形态特征】多年生草本，高 40 ~ 100 cm。有短缩而稍木质化的根茎。须根中部常膨大为纺锤形的块根。茎丛生，细长直立，中空，基部木质化。叶互生；叶片披针形，先端渐尖，基部楔形而渐狭缩成柄状，脉平行。圆锥花序顶生；小穗线状披针形；颖长圆形。颖果纺锤形，深褐色。花期 6—9 月，果期 8—10 月。

【生境及分布】生于山野、溪旁及林荫处。喜阴凉环境，以富含腐殖质的砂质土壤栽培为宜。分布于我国华东至西南各地。

【药用部位及采收加工】药用嫩茎叶。6—7 月即可采收，晒干，理顺扎成小把，备用。

【性味功效】味甘、淡，性寒。清热除烦，利尿。

【单方验方】①治血尿、血淋：淡竹叶、反背红各 30 g，水煎服。②治热淋、小便不利：淡竹叶、野青菜、水灯芯草各 30 g，水煎服。③治热盛心烦：淡竹叶、苦竹芯各 20 g，水煎服。④治口舌糜烂：鲜淡竹叶 30 g，小木通、鲜地黄各 9 g，水煎服，每日 1 剂。

【现代研究】药理研究显示，淡竹叶有解热，利尿，抑制金黄色葡萄球菌、溶血性链球菌，升高血糖及一定的抗肿瘤等作用。临床上用于治疗口舌糜烂，口腔溃疡，病毒性心肌炎，感冒发热，肺炎，肺结核和咽喉肿痛等。

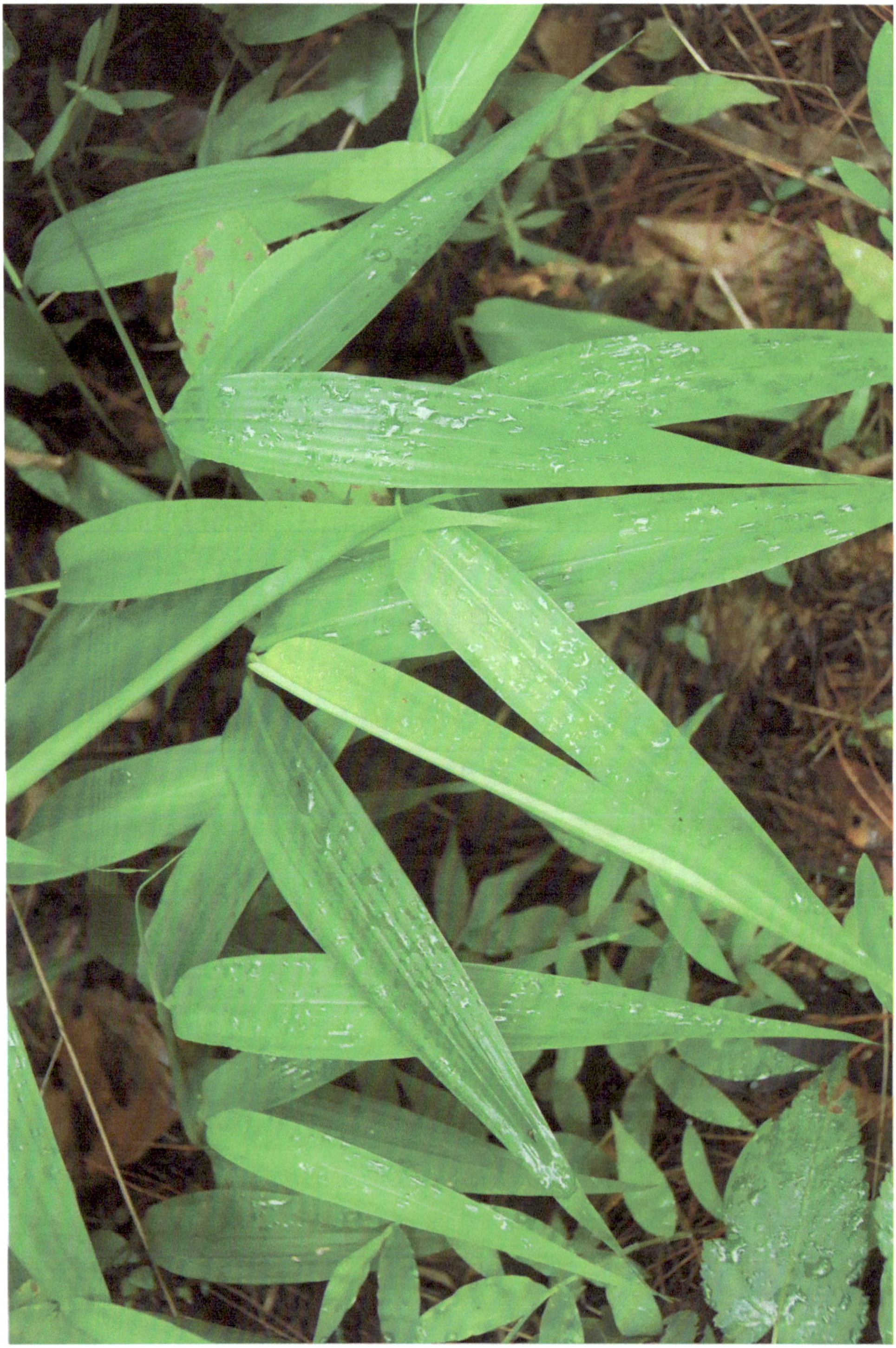

17 当 归

【别名】秦归，马尾归。

【来源】伞形科植物当归 *Angelica sinensis* (Oliv.) Diels。

【形态特征】多年生草本。茎带紫色。基生叶及茎下部叶卵形，2~3回三出或羽状全裂，最终裂片卵形或卵状披针形，3条浅裂，叶脉及边缘有白色细毛；叶柄有大叶鞘，茎上部叶羽状分裂。复伞形花序，伞辐9~13条，小总苞片2~4片；花梗12~36枝，密生细柔毛，花白色。双悬果椭圆形，侧棱有翅。花期、果期7—9月。

【生境及分布】生于高寒多雨山区。为低温长日照作物，喜高寒凉爽气候，以土层深厚、疏松肥沃、排水良好、富含腐殖质的砂质土壤栽培为宜。分布于甘肃、云南、四川等地。

【药用部位及采收加工】药用根。生长2年后采收。10月下旬挖出根，抖去泥土，去残留叶柄，待水分稍蒸发后，扎捆，搭棚熏干备用。

【性味功效】味甘、辛，性温。补血调经，活血止痛，润肠通便。

【单方验方】①治血虚萎黄：当归、白芍、熟地黄各6~12 g，川芎9 g，水煎服。②治遗尿：当归60 g，车前子30 g，炙麻黄10 g，水煎至200 mL，小于14岁者服100 mL，大于14岁者服200 mL，睡前1小时服。7日为1个疗程。③治跌打损伤，骨折或瘀血肿痛：当归、桃仁、红花、乳香、没药各12 g，水煎服或取药渣外敷伤处。④治习惯性便秘：当归、莱菔子各20 g，水煎服。

【现代研究】药理研究显示，当归有双向子宫调节，改善心肌血流，抗心律失常，扩张外周血管，降低血管阻力，增加外周血红细胞、白细胞、血红蛋白及骨髓有核细胞数，增强体液免疫、细胞免疫、非特异性免疫，抗辐射损伤，镇静，镇痛，催眠，抗炎，抗菌和抗损伤等作用。临床上用于治疗缺血性中风，血栓闭塞性脉管炎，心律失常，上消化道出血，习惯性便秘，遗尿，慢性肝炎，咳嗽，斑秃，脱发，急性乳腺炎，痛经和慢性附件炎等。

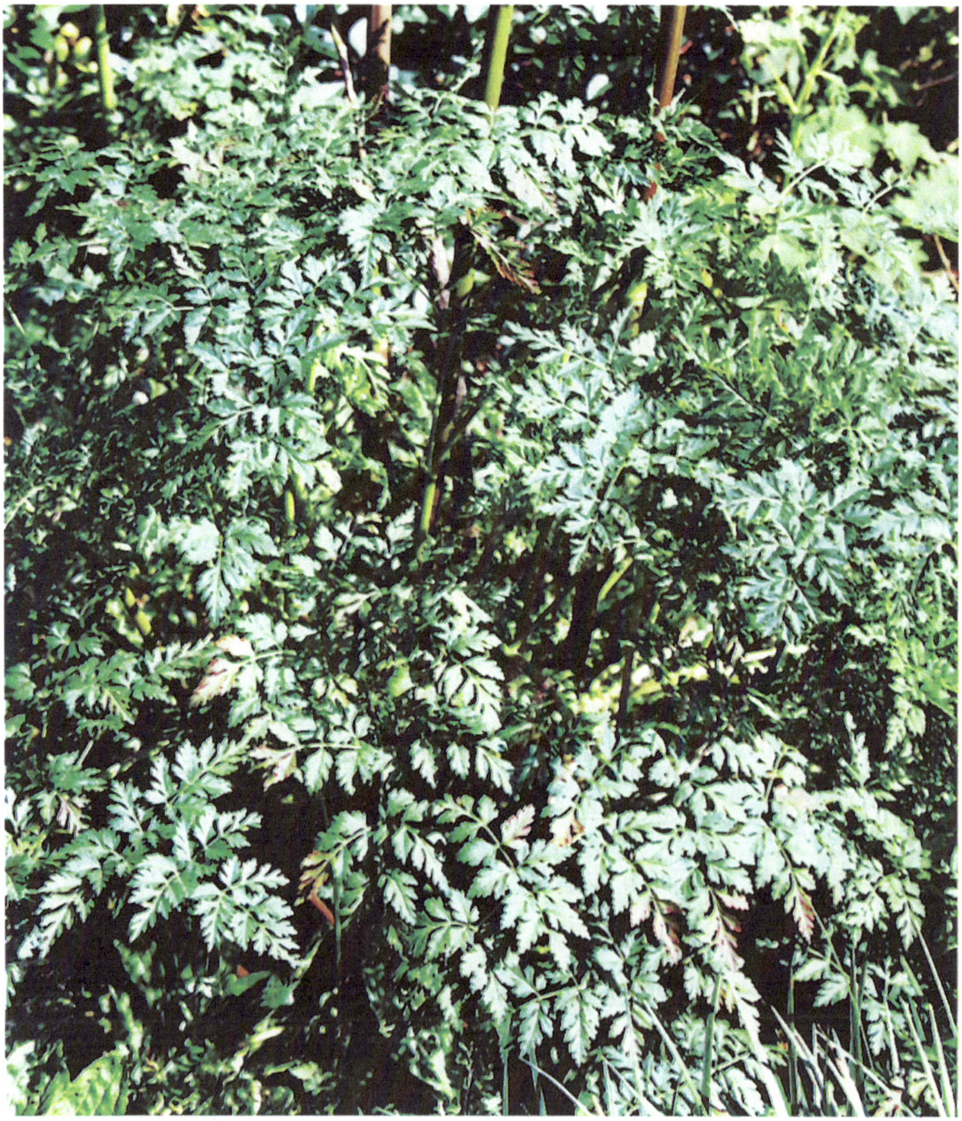

18 刀 豆

【别名】刀豆子，大刀豆。

【来源】豆科植物刀豆 *Canavalia gladiata* (Jacq.) DC.。

【形态特征】一年生缠绕草质藤本。茎无毛。三出复叶，小叶片阔卵形或卵状长椭圆形，全缘。总状花序腋生，花稀疏，有短梗；花萼2唇形，上唇大，2片，下唇3齿；花冠淡红色或淡紫色，旗瓣圆形，翼瓣较短，龙骨瓣弯曲；雄蕊10枚，子房具短柄。荚果大而扁，边缘有龙脊，先端弯曲成钩状，内含种子10~14粒。花期6—7月，果期8—10月。

【生境及分布】我国长江流域以南各地多有栽培。喜温暖，不耐寒，以排水良好且疏松的砂质土壤栽培为佳。

【药用部位及采收加工】药用种子。秋季种子成熟时采收果实，晒干剥出种子；或剥出种子再将其晒干，备用。

【性味功效】味甘，性温。温中下气止呃，益肾补元。

【单方验方】①治呃逆、呕吐：刀豆15 g，丁香、柿蒂各10 g，水煎服。②治肾虚腰痛：刀豆15 g，置于猪腰内烧熟，食用；刀豆10 g，桑寄生、杜仲各15 g，水煎服。③治鼻渊：老刀豆，文火焙干为末，酒冲服9 g（《年西尧集验良方》）。

【现代研究】药理研究显示，刀豆有激活和促进有丝分裂及淋巴细胞转化，促进缺血后心功能不全恢复，抗炎，促进胰岛素分泌和诱导血清释放等作用。临床上用于治疗百日咳，疝气肿痛等。

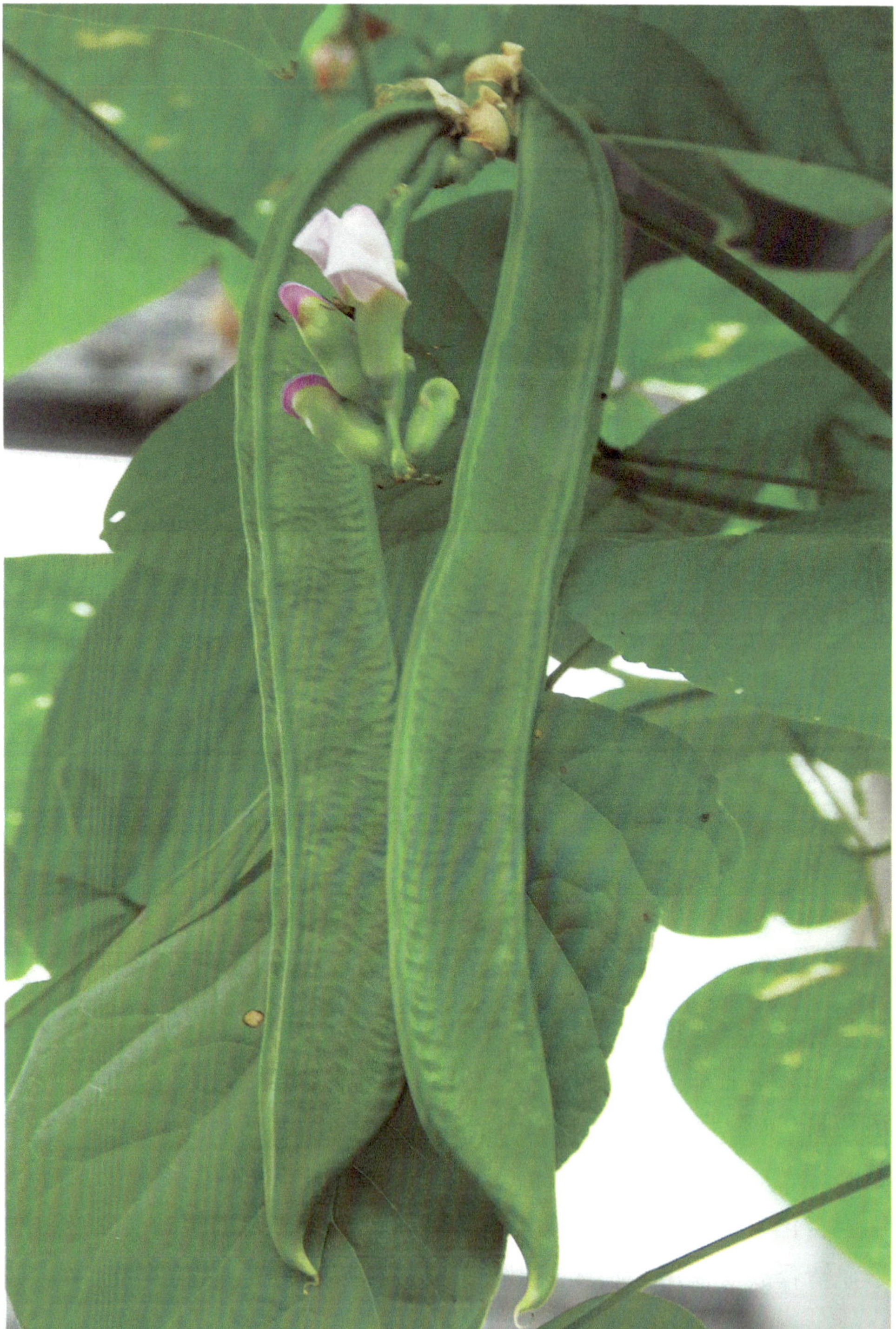

19 地白草

【别名】匍匐堇。

【来源】堇菜科植物蔓茎堇 *Viola diffusa* Ding.。

【形态特征】多年生草本，全株被糙毛或白色柔毛，花期生出地上匍匐枝。匍匐先端具莲座状叶丛。根茎短，具多条白色细根。基生叶多数，丛生呈莲座状。叶柄具明显翅，托叶线状披针形，边缘有长齿。叶片卵形或卵状长椭圆形，先端钝或稍尖，基部楔形，边缘具锯齿，两面散生白色柔毛。花小，淡紫色或淡黄色；花萼 5 片，披针形；花瓣 5 瓣，雄蕊 5 枚。蒴果长圆形，无毛。花期 3—5 月，果期 5—8 月。

【生境及分布】生于山地林下、林缘草丛中或岩石缝隙等地。喜阴凉湿润环境，以含腐殖质较多的土壤栽培为宜。分布于安徽、福建、台湾、浙江、湖南、四川、西藏、云南和贵州等地。

【药用部位及采收加工】药用全草。夏秋季采挖全草，洗净，除去杂质，鲜用或晒干备用。

【性味功效】味苦、辛，性寒。清热解毒，散瘀消肿，止咳。

【单方验方】①治疮毒红肿：地白草、芙蓉叶各 15 g，共捣细，外敷患处。②治肺痈：地白草、筋骨草各 30 g，水煎服。③治眼红肿、多泪：地白草 15 g（鲜品 30 g），水煎服；另用鲜地白草适量，捣烂敷患侧太阳穴。④治烫伤：鲜地白草、连钱草各适量，捣烂，加鸡蛋清调敷伤处。

【现代研究】临床上地白草用于治疗各种皮肤疮疡，丹毒，蛇咬伤，烫伤，肝炎，肾炎，肺脓疡，百日咳，咽炎久咳声嘶，结膜炎，带状疱疹，骨折和跌打损伤等。

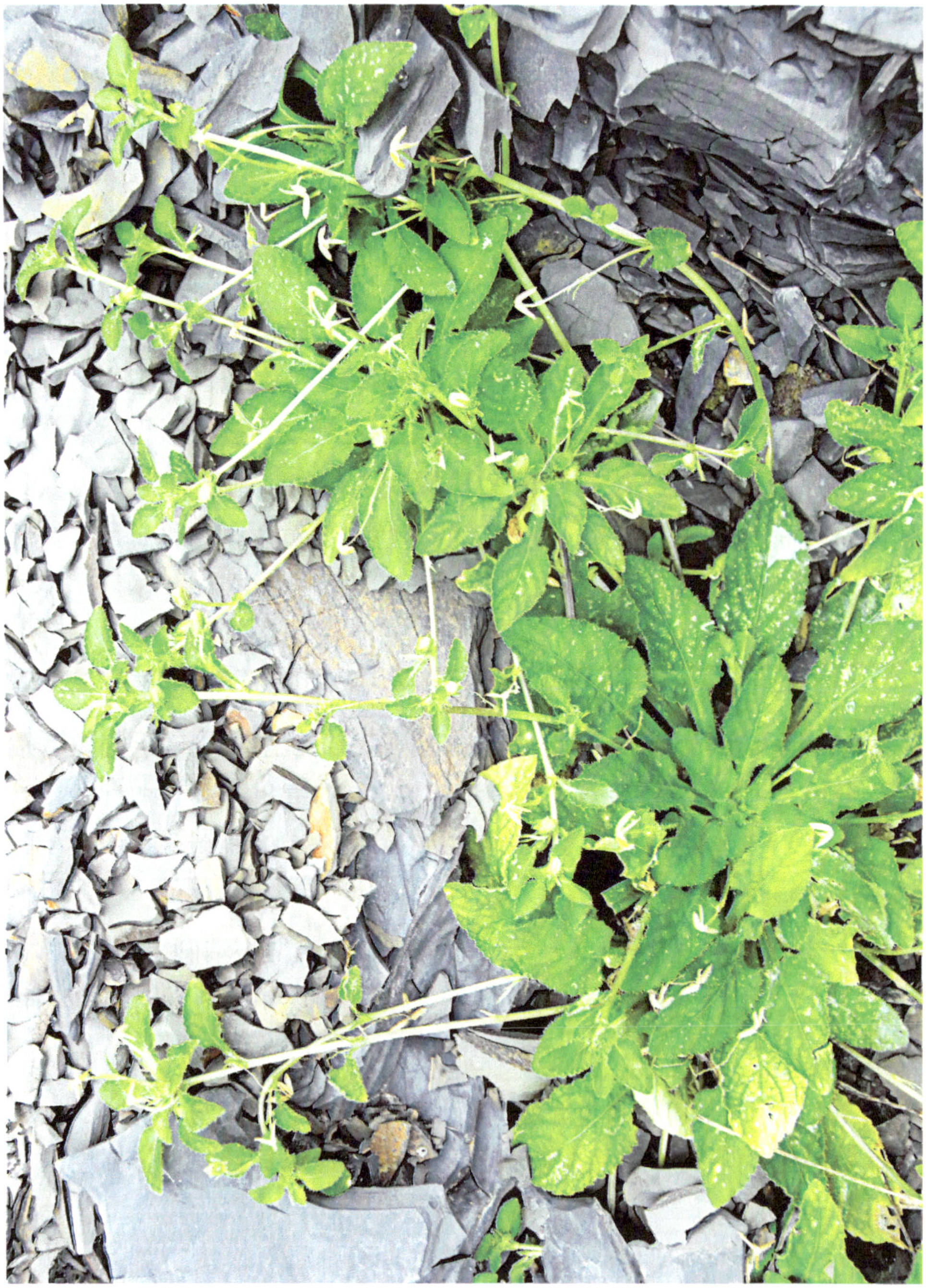

20 地　耳

【别名】石耳，石木耳，岩菇。

【来源】石耳科植物石耳 *Umbicaria esculenta* (Miyoshi) Minks。

【形态特征】地衣体单片性，幼小时正圆形，长大后为椭圆形或稍不规则形，直径 1～3 cm，革质。裂片边缘浅撕裂状，上表面褐色，近光滑，局部粗糙无光泽；下表面棕黑色至黑色，具细颗粒状突起。子囊盘少见。

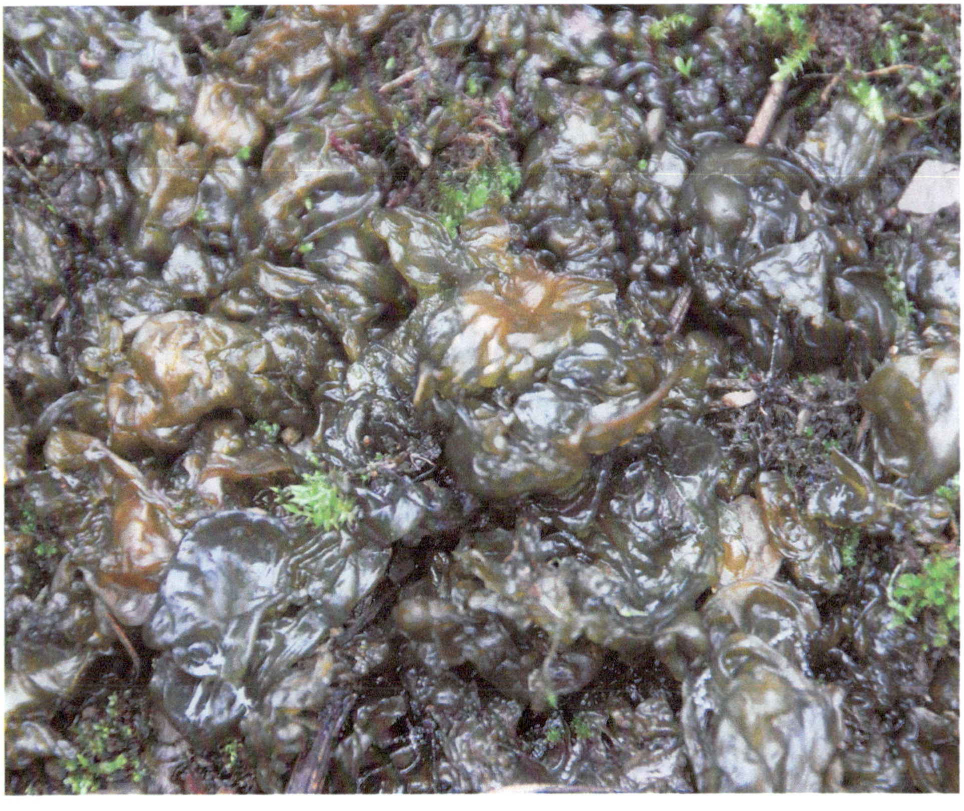

【生境及分布】生于裸露的岩石上。分布于西南地区及黑龙江、吉林、浙江、安徽、湖北、江西等地。

【药用部位及采收加工】药用地衣体。全年可采，除去泥沙及杂质，洗净，晒干备用或鲜用。

【性味功效】味甘，性凉。养阴润肺，凉血止血，清热解毒。

【单方验方】①治鼻出血：地耳 15 g，鸭蛋 2 个，煮食，连服 3 剂。②治吐血红崩：地耳、红茶花、杜鹃花各适量，研末，开水冲服或煮酒糟服。③治泄泻：地耳 9 g，沙参 15 g，水煎服。④治湿疹皮肤瘙痒：地耳 30 g，糯米 120 g，冰糖适量，水煎服。

【现代研究】药理研究显示，地耳有抗实验性胃溃疡，降血压，抗肿瘤等作用。临床上用于治疗慢性气管炎，鼻出血，痢疾，急性肠炎，崩漏出血，荨麻疹和蛇咬伤等。

21　地耳草

【别名】田基黄，斑鸠窝。

【来源】藤黄科植物地耳草 *Hypericum jeponicum* Thunb.。

【形态特征】一年生草本，高 15 ~ 40 cm，无毛。根多须状。茎直立或倾斜，细瘦，有四棱，节明显，基部茎节处生细根。单叶，短小，对生，多少抱茎，叶片卵形，全缘，先端钝。聚伞形花序顶生，花小，黄色，萼片 5 片；花瓣 5 瓣，长椭圆形，几与萼片等长。雄蕊 10 枚以上，子房 1 室。蒴果长圆形，外面包围有等长的宿萼。花期 5—6 月。

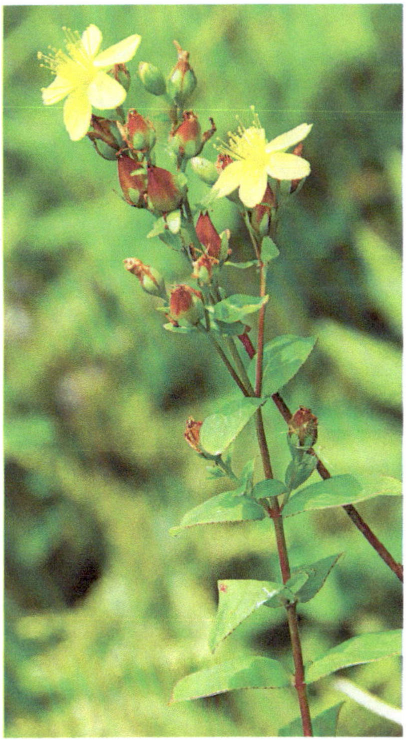

【生境及分布】生于山野及潮湿、背阴的山脚。分布于江苏、贵州、广东、四川等地。

【药用部位及采收加工】药用全草。春夏季开花时采收全草，晒干备用或鲜用。

【性味功效】味苦、甘，性凉。清热利湿，消肿解毒。

【单方验方】①治湿热黄疸：地耳草 10 g，金沸草 15 g，清明菜 20 g，水煎服。②治慢性肝炎：地耳草、大山羊、铁包金、酸汤杆、六月雪各 10 g，水煎服。③治月经不调：地耳草 20 g，团经药 10 g，水煎服。④治蛇咬伤：鲜地耳草适量，捣烂外敷伤处。

【现代研究】药理研究显示，地耳草对金黄色葡萄球菌、肺炎双球菌、牛型结核杆菌、链球菌、猪霍乱弧菌等有抑制作用，还有使肠的节律性收缩增强，使心肌先兴奋、后抑制等作用。临床上用于治疗传染性肝炎，伤寒及副伤寒，细菌性痢疾，湿疹，跌打损伤，感冒，急性眼结膜炎和急性扁桃腺炎等。

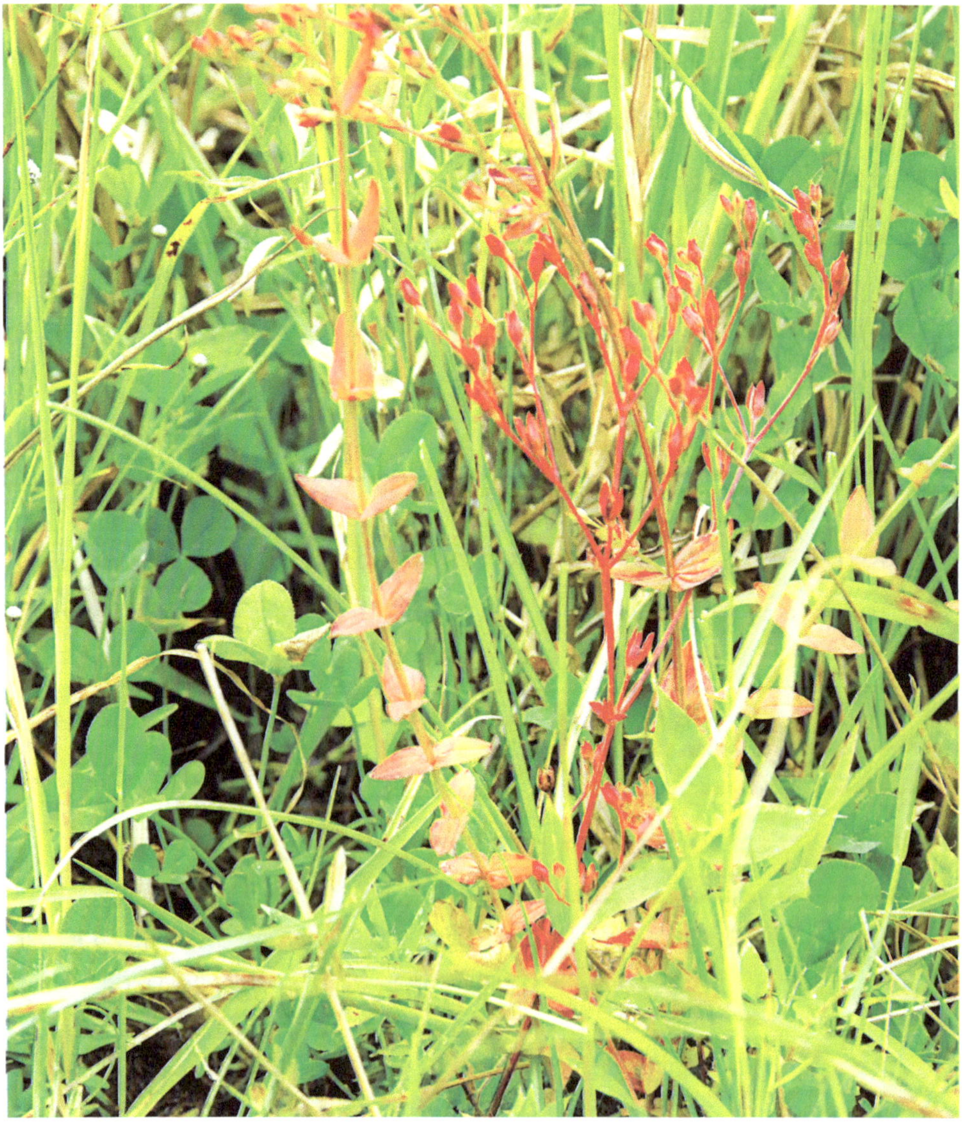

22　地肤子

【别名】地麦，落帚子。

【来源】藜科植物地肤 *Kochia scoparia* (L.) Schrad.。

【形态特征】一年生草本，高 50~150 cm。茎直立，有多数条棱，淡绿色或浅红色，生短柔毛。叶互生，无柄。叶片狭长披针形或线状披针形，先端渐尖，基部楔形，全缘，上面绿色无毛，下面淡绿色，无毛或有短柔毛。通常有 3 条主脉。花单个或 2 个生于叶腋，集成稀疏穗状花序；花小，两性或雌性，黄绿色；被片 5 片；雄蕊 5 枚，柱头 2 枚。胞果扁球形。种子扁球形，黑褐色。

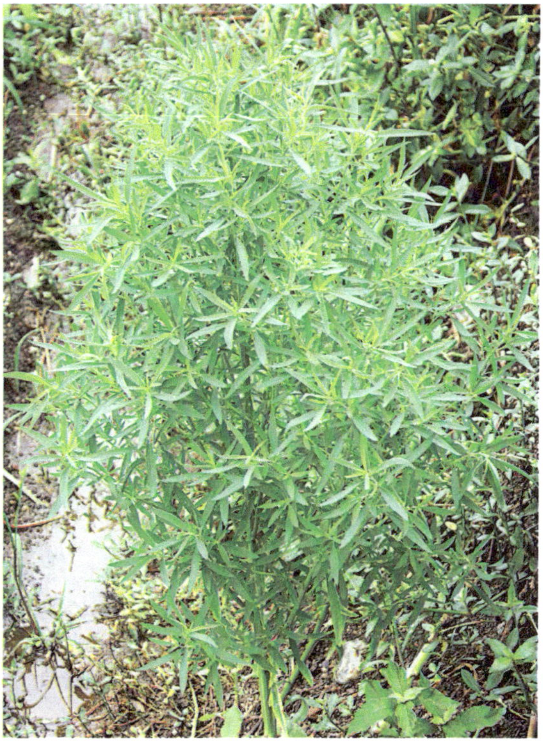

【生境及分布】生于荒野、田边、路旁。喜温暖湿润气候，耐旱，以向阳、富含腐殖质、排水良好的土壤栽培为宜。分布于我国各地。

【药用部位及采收加工】药用成熟果实。秋季割取全草，晒干，打下种子，除去杂质备用。

【性味功效】味苦，性寒。清热利湿，止痒。

【单方验方】①治湿热

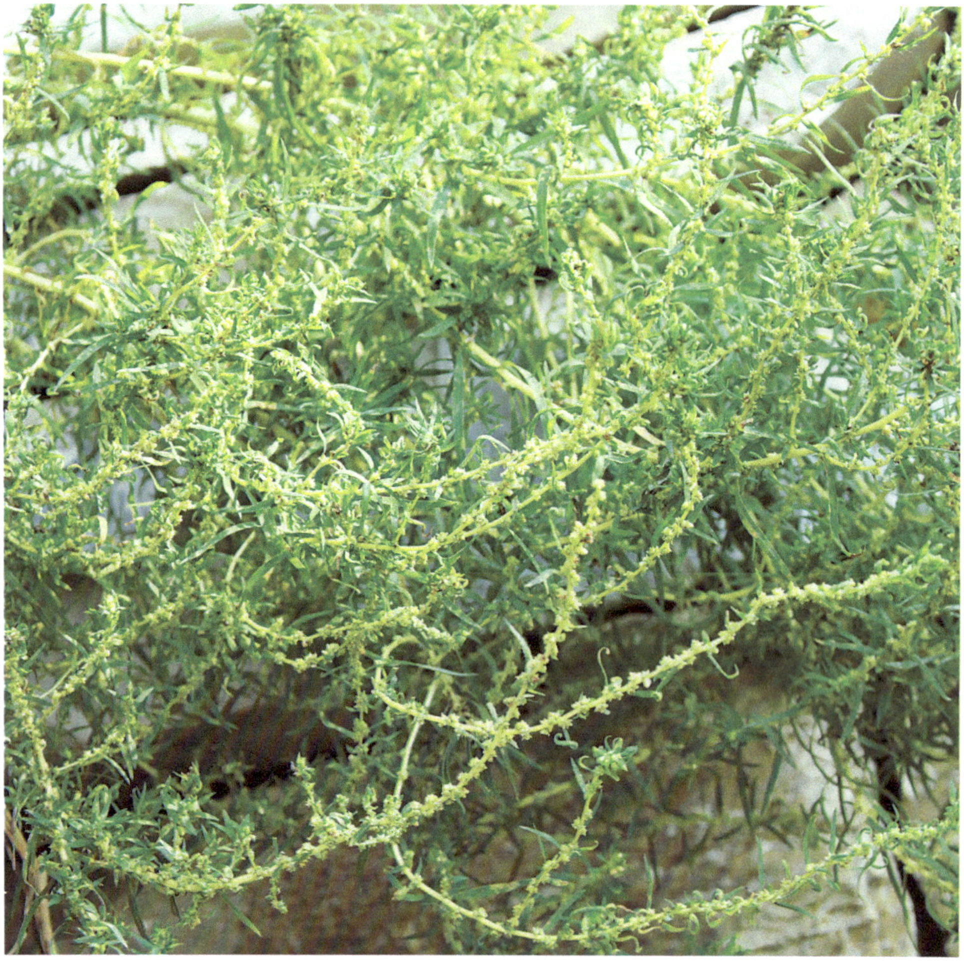

带下：地肤子、黄柏、苍术、车前、泽泻各 10 g，水煎服。②治阴囊湿痒：地肤子、蛇床子、苦参、花椒各 15 g，水煎外洗。③治小儿口疮：地肤子、莱菔子、白芥子各 10 g，炒黄研细，食醋调成膏状，贴于两足涌泉穴，每日换药 1 次。④治积年日久胁痛：地肤子阴干，研末口服，每次 0.3 ~ 0.6 g，每日 5 ~ 6 次。

【现代研究】药理研究显示，地肤子有抑制伤寒杆菌、奥杜盎小芽孢癣菌、铁锈色小芽孢癣菌、羊毛状小芽孢癣菌、星形奴卡菌的作用，还有增加心脏灌流量，抑制胶原和腺苷二磷酸诱发的血小板聚集等作用。临床上用于治疗皮肤瘙痒，荨麻疹和过敏性皮炎等。

23 地 锦

【别名】铺地锦，地瓣草。

【来源】大戟科植物地锦 *Euphorbia humifusa* Willd. 或斑地锦 *Euphorbia maculate* L.。

【形态特征】一年生匍匐小草本，长约 15 cm，含白色乳汁，分枝多。根须状，扭曲。茎基部带红色，上部淡红色，生细毛。单叶对生，柄短。叶片长圆形至长矩圆形，边缘有细锯齿，近基部全缘。杯状聚伞花序生于叶腋，花单性同株。蒴果三棱状锥形。种子卵形，黑褐色，外被白色蜡粉。

【生境及分布】生于山野荒土处、路旁。喜温暖湿润气候，以排水良好的砂质土壤栽培为佳。分布于我国大部分地区。

【药用部位及采收加工】药用地上部分。夏、秋季采收，割取全草，去根及泥沙，洗净，晒干备用。

【性味功效】味辛、微苦，性平。清热解毒，凉血止血。

【单方验方】①治湿热痢疾：鲜地锦 150～200 g 或干品 30～50 g，水煎服。②治吐血：地锦、地榆各 15 g，水煎服。③治钩蚴性皮炎：鲜地锦适量，捣烂外敷患处，干燥后即换，每日数次。④治缠腰火龙：鲜地锦适量，捣烂，加醋搅匀，取汁涂患处。

【现代研究】药理研究显示，地锦有抑制金黄色葡萄球菌、伤寒杆菌、副伤寒杆菌、变形杆菌、白喉杆菌和明显止血等作用。临床上用于治疗肠炎，痢疾，咯血，便血，吐血，崩漏，小儿营养不良，支气管肺炎等。

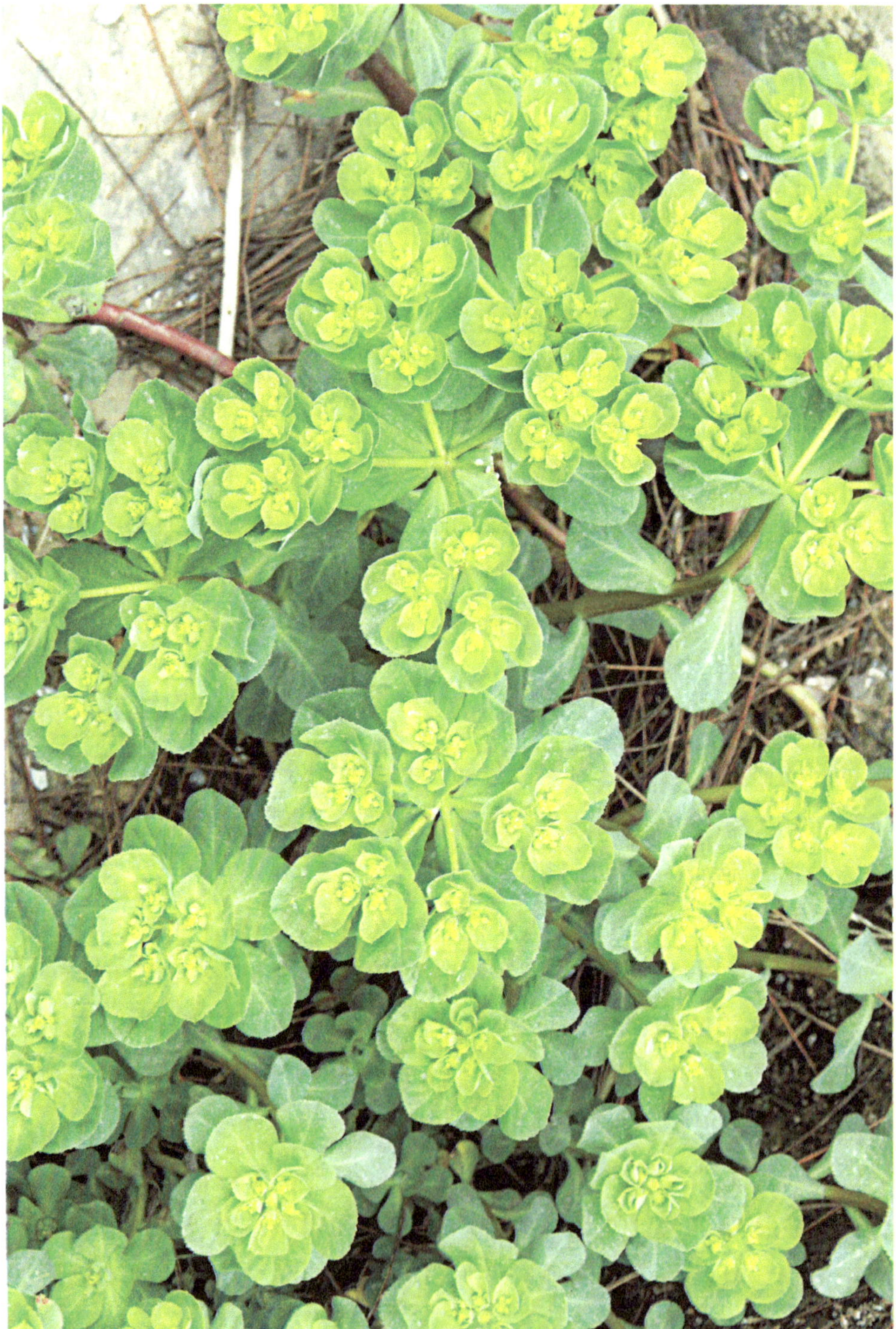

24 地 菍

【别名】山地菍，地茄，地红花。

【来源】野牡丹科植物地菍 *Melastoma dodecandrum* Lour.。

【形态特征】多年生亚灌木状草本。茎披散或匍匐地面，有分枝，被白色粗毛。叶对生，叶片坚纸质，椭圆形、卵形或倒卵形，先端钝圆，基部宽楔形至近圆形，全缘，主脉3条，上面边缘和背面脉上疏被粗毛。花1~3朵生于枝梢；萼管卵形，裂片5片；花瓣5瓣，紫红色。浆果球形，熟时紫黑色。花期5月，果期6—7月。

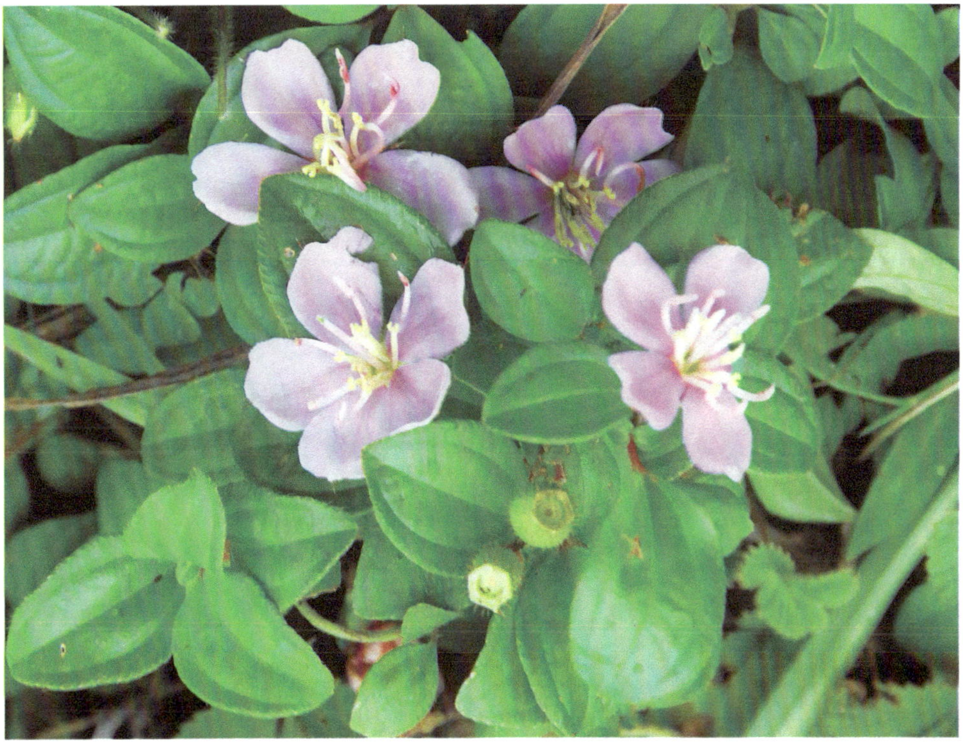

【生境及分布】生于山坡、林缘荫蔽处。喜温暖湿润气候，稍耐旱，以微酸性土壤栽培为宜。分布于我国南方各地。

【药用部位及采收加工】药用根或地上部分。根：8—12月采挖，洗净，切碎，晒干备用或鲜用。地上部分：5—6月采挖，洗净，除去杂质，晒干备用或鲜用。

【性味功效】味苦、微甘，性平。清热利湿，化瘀消肿。

【单方验方】①治湿热痢疾：地菍根、凤尾草各20 g，水煎服。②治妇女带下：地菍根、茅莓各30 g，水煎服。③治瘰疬：地菍根20 g，蒸猪瘦肉吃。④治疖肿：地菍叶、酒糟少许，捣烂外敷。⑤治脓疱疮：鲜地菍全草300～500 g，水煎浸洗患处。⑥治痔疮：地菍250 g，明矾90 g，五倍子15 g，入醋中煮后浸洗。

【现代研究】临床上地菍用于治疗痢疾，胃出血，咽喉肿痛，带下，风湿性关节炎，黄疸，水肿，疔疮，痔疮，痈肿和蛇虫咬伤等。

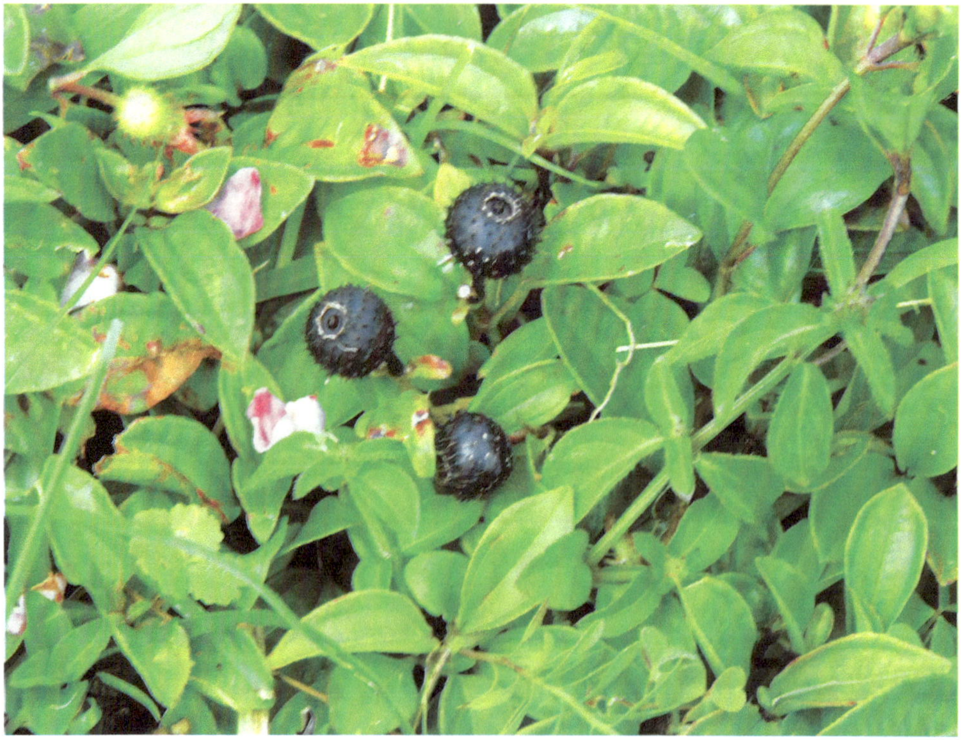

25 地涌金莲

【别名】地金莲。

【来源】芭蕉科植物地涌金莲 *Musella lasiocarpa* (Franch.) C. Y. Wu ex H. W.。

【形态特征】多年生草本。丛生，具假茎和匍匐茎，高约 60 cm，基部有宿存的叶鞘。叶长椭圆形，长达 50 cm，宽达 20 cm，叶面有白粉，具短柄。花序直立，密集，苞片黄色；每苞片内有花 2 列，每列 4 ~ 5 朵花，在花序下部的为雌花，上部的为雄花。

【生境及分布】生于海拔 1500 ~ 2500 m 的山间坡地。喜温暖湿润气候，忌严寒。分布于云南等地。

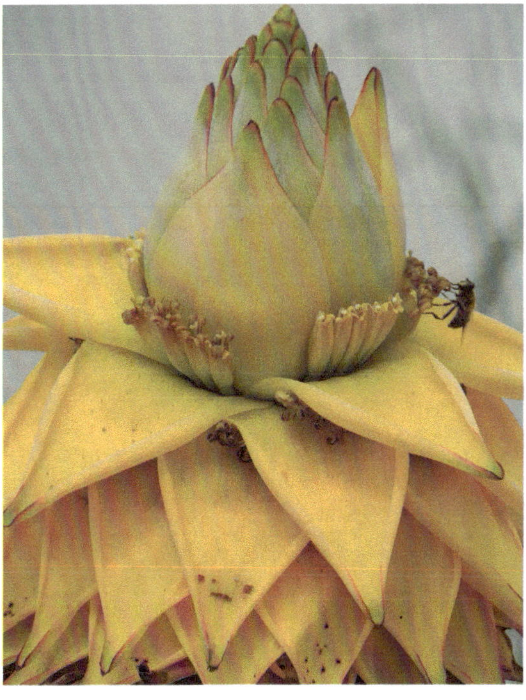

【药用部位及采收加工】药用花。开花季节分批采集，阴干备用。

【性味功效】味苦、涩，性寒。清热解毒，止带止血。

【单方验方】①治崩漏带下：地涌金莲 15 g，水煎服。②治肠风下血：地涌金莲、鹿仙草各 20 g，水煎服。③治疮痈肿毒：地涌金莲鲜品适量，捣烂外敷。

【现代研究】临床上用于治疗丹毒，痈疮，便血，月经不调和带下等。

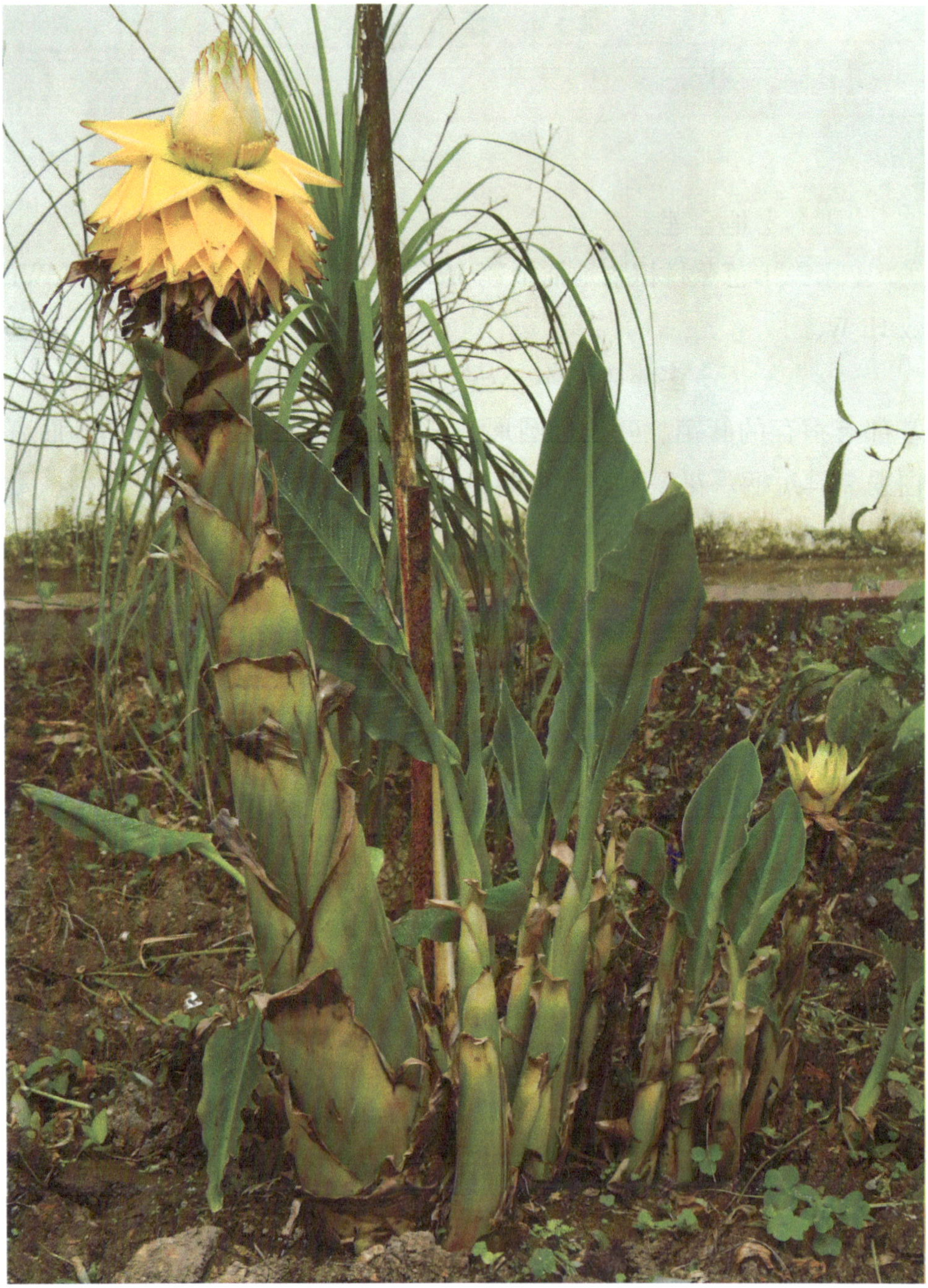

26 地　榆

【别名】酸赭。

【来源】蔷薇科植物地榆 *Sanguisorba officinalis* L. 或长叶地榆 *Sanguisorba officinalis* L. var. *longifolia* (Bert.) Yü et Li。

【形态特征】多年生草本。茎有时带紫色。单数羽状复叶，基生叶有长柄，茎生叶互生；托叶镰状，有齿；小叶 7 ~ 21 片，矩状椭圆形，长 1.5 ~ 6 cm，宽 0.5 ~ 3 cm，先端钝，有小突尖，基部截形或浅心形，边缘有圆而锐的锯齿，小叶柄基部具小托叶。穗状花序顶生，圆柱形，花小而密集；花被 4 裂，花瓣状，紫红色。瘦果椭圆形，褐色，花被宿存。花期、果期 7—9 月。

【生境及分布】生于土坡草地。喜温暖湿润气候，耐寒，在富含腐殖质的砂壤土、黏土中生长良好。我国各地均有分布。

【药用部位及采收加工】药用根。春、秋季均可采收，春季发芽前、秋季地上部分枯萎后挖出根部，除去地上茎叶，洗净，直接晒干或趁鲜切片晒干备用。

【性味功效】味苦、酸、涩，性微寒。凉血止血，解毒敛疮。

【单方验方】①治便血、痔血：地榆、槐花各 12 g，水煎服。②治烧烫伤：地榆、虎杖各适量，研末，麻油调搽。③治溃疡烂疮：地榆适量，水煎外洗或研末调油搽。④治血热崩漏：地榆、地黄、黄芩、炒蒲黄各 6 g，水煎服。

【现代研究】药理研究显示，地榆有明显缩短出血时间、凝血时间，抗炎，镇吐和镇静等作用。临床上用于治疗慢性支气管炎，慢性胃炎，胃溃疡，胃、十二指肠出血，黄疸型肝炎，急性肠炎，细菌性痢疾，急性乳腺炎，慢性结肠炎，各种烧烫伤，痔疮，肛裂，漆疮，痤疮，湿疹等。

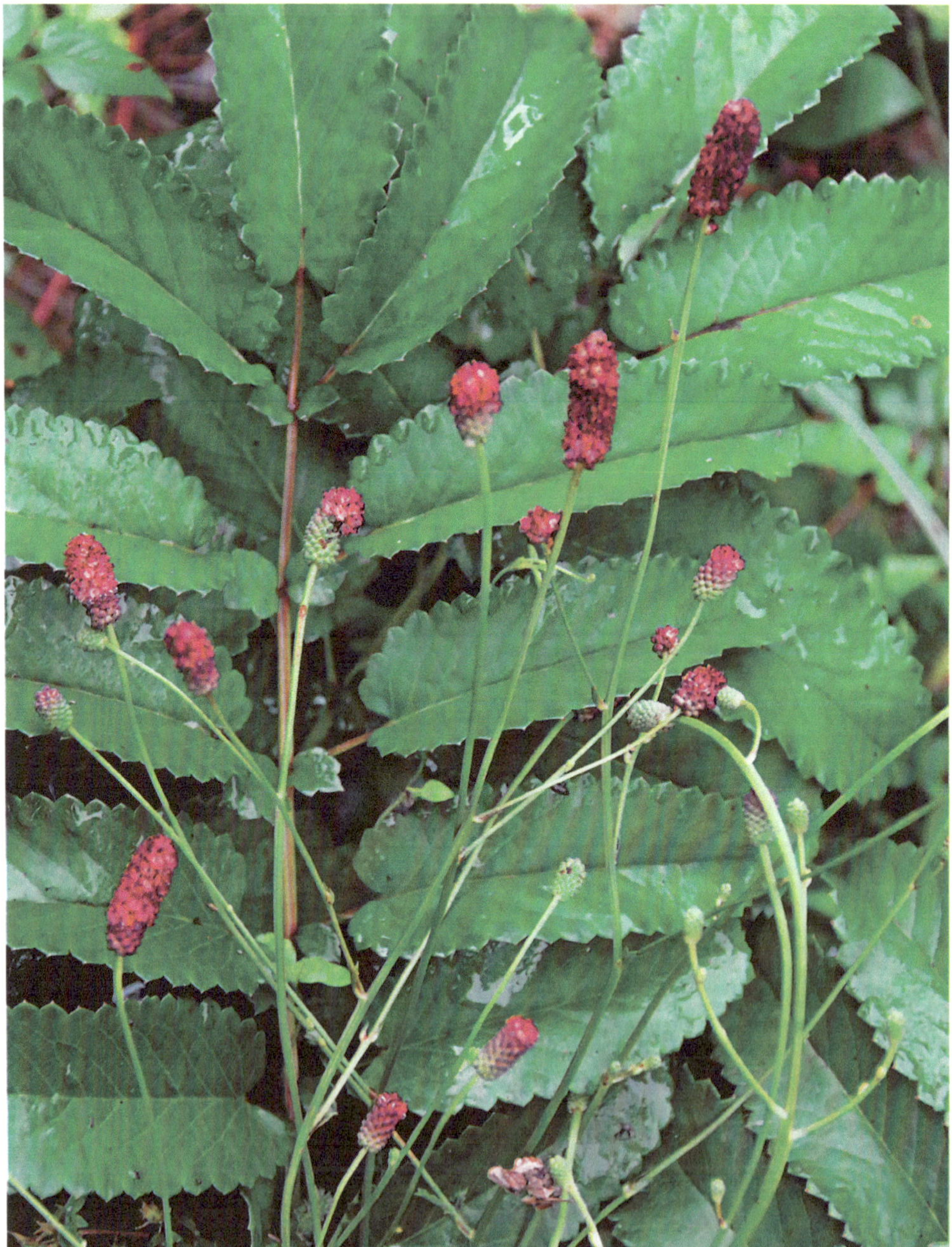

27 灯心草

【别名】灯心，灯芯草。

【来源】灯心草科植物灯心草 *Juncus effuses* L.。

【形态特征】多年生草本，高 35 ~ 100 cm。根茎横走，具多数须根。茎圆筒状，外具明显条纹，淡绿色。无茎生叶，基部叶鞘状，叶长者淡紫褐色，短者褐色或黑褐色。复聚伞花序，假侧生，多数小花密集成簇；花淡绿色；花被 6 片，2 轮。裂片披针形。雄蕊 3 枚；子房 3 室。蒴果卵状三棱形或椭圆形。种子多数。花期 5—6 月，果期 7—8 月。

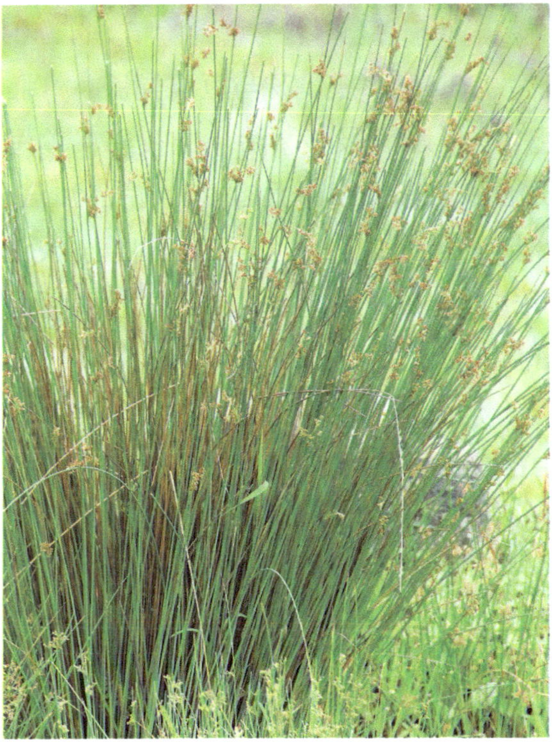

【生境及分布】生于湿地或沼泽边缘。喜温暖湿润环境，在肥沃深厚的黏土中生长较好，一般栽培于肥沃的水田中。分布于我国各地。

【药用部位及采收加工】药用茎髓。秋季采收，割取茎部，晒干；或将茎皮纵向剖开，取茎髓，晒干备用。

【性味功效】味甘、淡，性微寒。利小便，清心火。

【单方验方】①治淋证

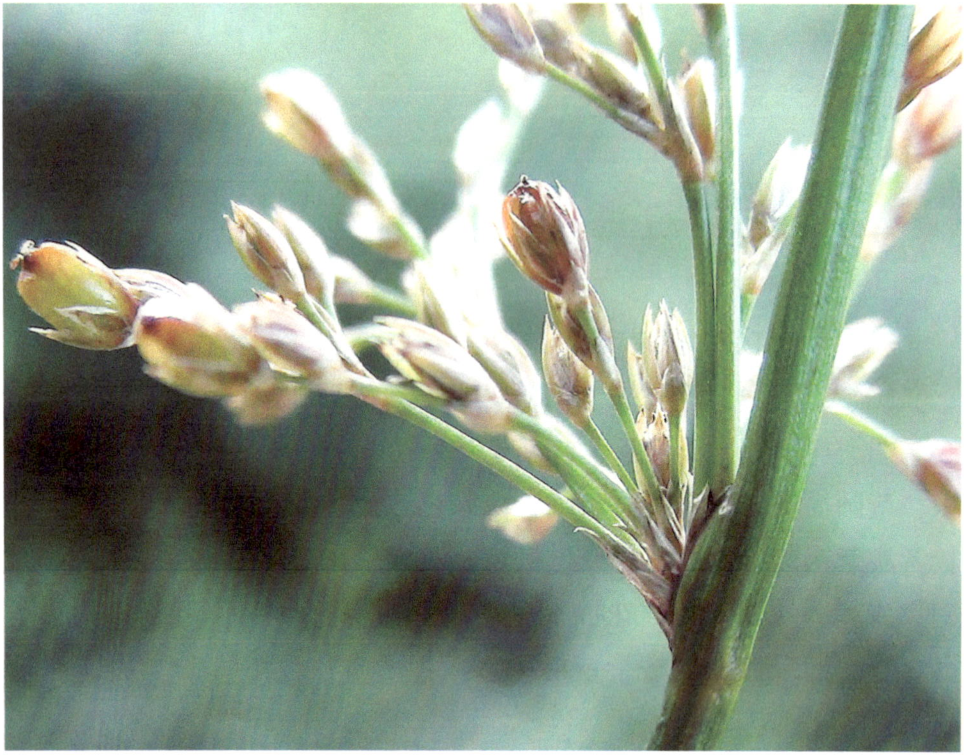

小便涩痛：鲜灯心草 60 g，豆腐 300 g，水煎，汤与豆腐同服；灯心草 15 g，盐黄柏 12 g，盐知母 12 g，水煎服。②治小儿夜啼：单用灯心草，新生儿 3 g，1 ~ 6 个月者 6 g，6 ~ 12 个月者 9 g，鲜品加倍，水煎，去渣取汁服用，每日 1 剂。③治鼻衄：灯心草、仙鹤草、铁苋菜各 10 g，蔗糖 50 g，水煎，浓缩至 60 mL，过滤，加入蔗糖，每次服 20 mL，每日 3 次。④治风热咽痛：灯心草 3 g，麦冬 9 g，水煎服。

【现代研究】药理研究显示，灯心草有利尿，止血，抗氧化和抗微生物等作用。临床上用于治疗泌尿道结石，急性尿道炎，小儿夜啼，感冒咽痛和急性咽炎等。

28　灯盏细辛

【别名】灯盏花，灯盏菊，东菊。

【来源】菊科植物短葶飞蓬 *Erigeron breviscapus* (Vant.) Hand.-Mazz. de。

【形态特征】多年生草本，高 5 ~ 50 cm。全体绿色，具脱落性毛。根茎粗厚，木质，密生多数须根。茎直立，上部多分枝。茎部叶

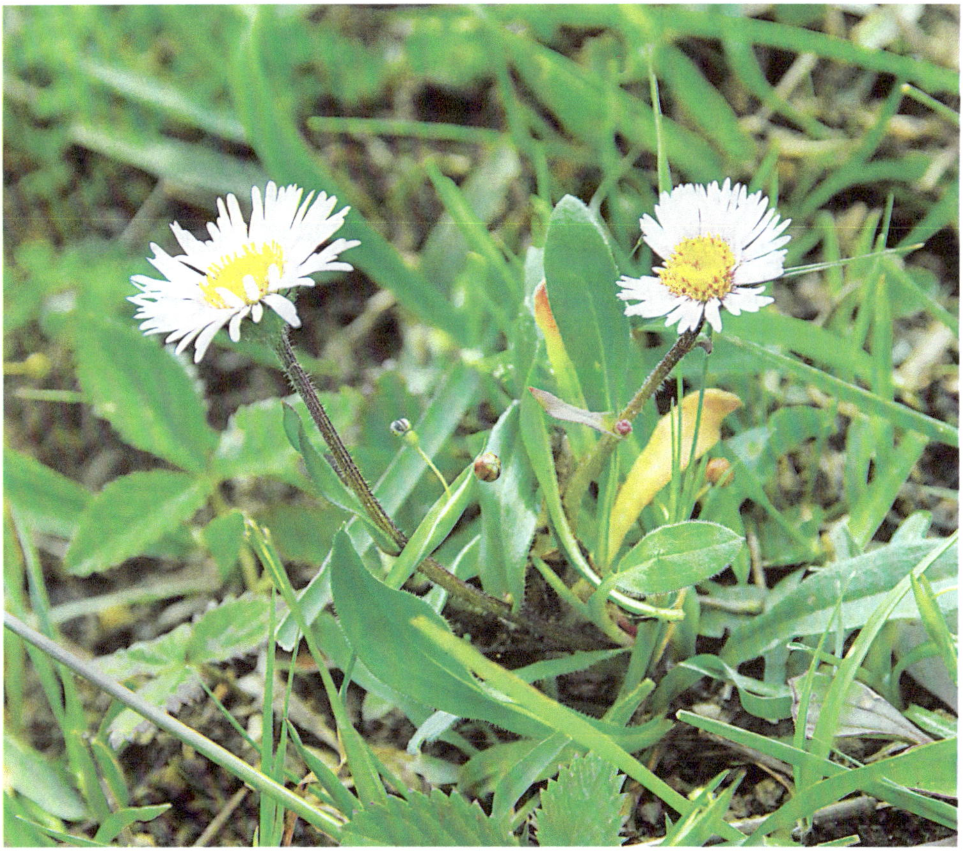

近匙形，上部叶线状披针形，先端尖，边缘常为皱波状，基部下延成柄，柄带红色。头状花序顶生，常单一，边缘有两列紫色舌状花，雌性；中央为黄色管状花，两性。瘦果扁平。花期7—9月。

【生境及分布】生于山野、路旁向阳坡地。分布于我国华北至西南的多数地区。

【药用部位及采收加工】药用全草或根。夏、秋季采收，洗净，晒干备用或鲜用。

【性味功效】味甘，性温。活血舒筋，解毒散结。

【单方验方】①治筋骨疼痛：灯盏细辛50 g，筋骨草20 g，水煎服。②治牙龈出血：灯盏细辛、山樱桃根各20 g，水煎内服又含漱。③治咳喘：灯盏细辛、兔耳风各20 g，水煎服。④治痔疮：灯盏细辛、铁包金各20 g，水煎服。

【现代研究】药理研究显示，灯盏细辛有抗心肌缺血，抗凝血，抗血栓形成及促进纤溶活性，改善微循环，扩张脑血管，提高血脑屏障通透性等作用。临床上用于治疗风湿病筋骨疼痛，感冒，胃痛，牙痛，口腔溃疡，阳痿，骨髓炎，牙周炎，小儿麻痹后遗症，心脑血管供血不足，颈椎骨质增生和疮癣等。

29　点地梅

【别名】喉咙草，清明花，佛顶珠。

【来源】报春花科植物点地梅 *Androsace umbellate* (Lour.) Merr.。

【形态特征】一年或两年生无茎草本，高 8 ~ 15 cm。全体被有白色细柔毛。主根不明显，具多数须根。叶基生，平铺地面。叶片近圆形，先端钝圆，基部浅心形或近圆形，边缘呈三角状圆齿。花葶自叶丛中抽出，3 ~ 7 枝，顶端有小伞梗 5 ~ 7 条，排列为伞形花序；花萼绿色，5 深裂，裂片卵形；花冠白色，下部愈合成短管形，上部 5 裂；雄蕊生于花冠筒中部，花丝短；子房球形，胚珠多数。蒴果近球形，先端 5 瓣裂。花期 4—5 月，果期 6 月。

【生境及分布】生于山坡、疏林下、草地等处。分布于东北、华北地区及南方各地。

【药用部位及采收加工】药用全草。6—7 月采收，除去泥土，洗净，晒干备用。

【性味功效】味辛、甘，性微寒。清热解毒，消肿止痛。

【单方验方】①治跌打损伤：点地梅、大马蹄草、酢浆草各 30 g，酒水各半煎服。②治风湿痹痛：点地梅、花蝴蝶叶、野烟叶各 20 g，水煎内服又外洗。③治带下：点地梅、三白草、杠板归各 30 g，水煎服。④治眼翳：点地梅果实适量，捣烂取汁滴眼。⑤治咽喉肿痛：点地梅 30 g，大山羊根 20 g，水煎服。

【现代研究】药理研究显示，点地梅有兴奋心脏，溶血和抗菌作用等。临床上用于治疗急性咽炎，急性喉炎，牙痛，头痛，急性结膜炎，风湿性关节炎，哮喘，疔疮肿毒，烧烫伤，跌打损伤和虫蛇咬伤等。

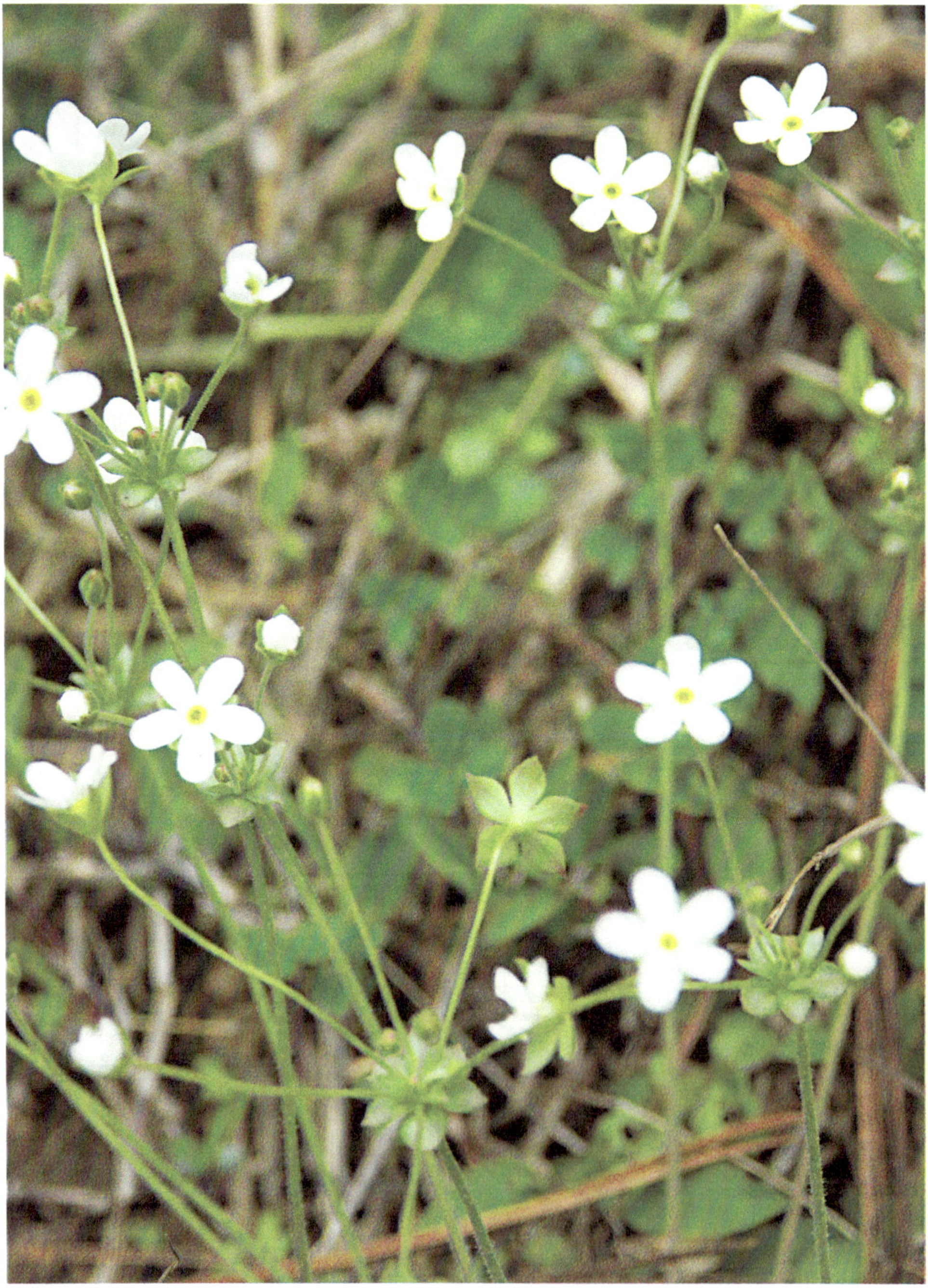

30　定心藤

【别名】甜果藤。

【来源】茶茱萸科植物甜果藤 *Mappianthus iodoides* Hand. -Mazz.。

【形态特征】木质藤本，具粗壮卷须。幼枝褐黄色，有棱；老枝灰色，具白色皮孔。叶长椭圆形，先端骤尖，基部狭或稍钝，上面绿色，下面淡绿色或淡黄色，被疏糙伏毛。雄花序腋生，花黄色，微香；萼短，杯状；花冠钟状漏斗形。核果被疏糙伏毛，多浆，内果皮有纵条纹。花期 4—7 月，果期 7—11 月。

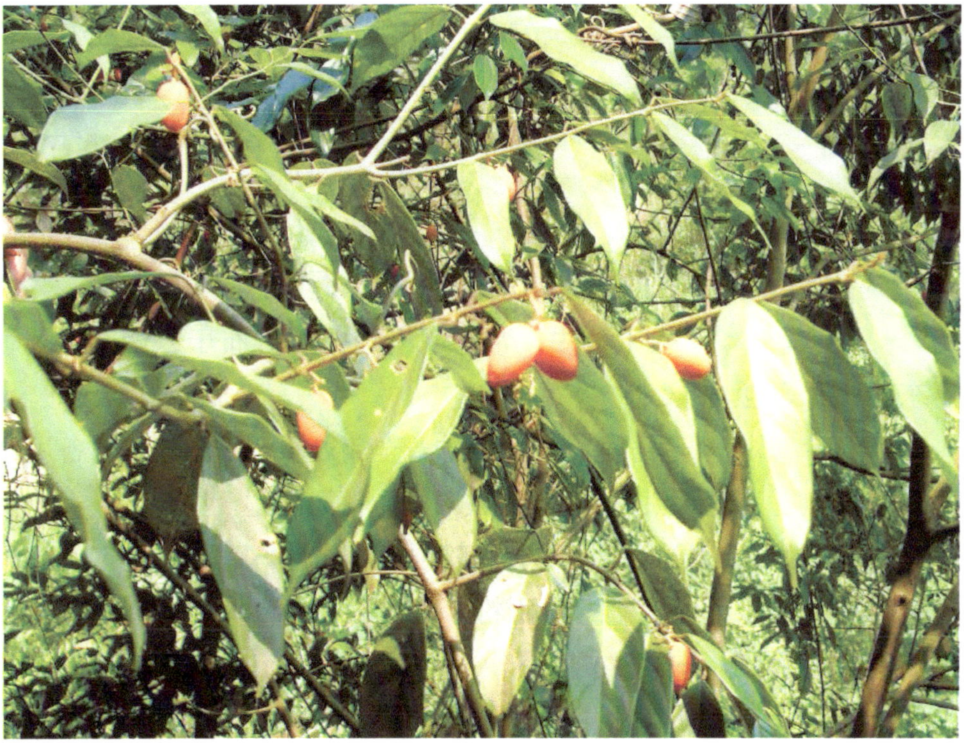

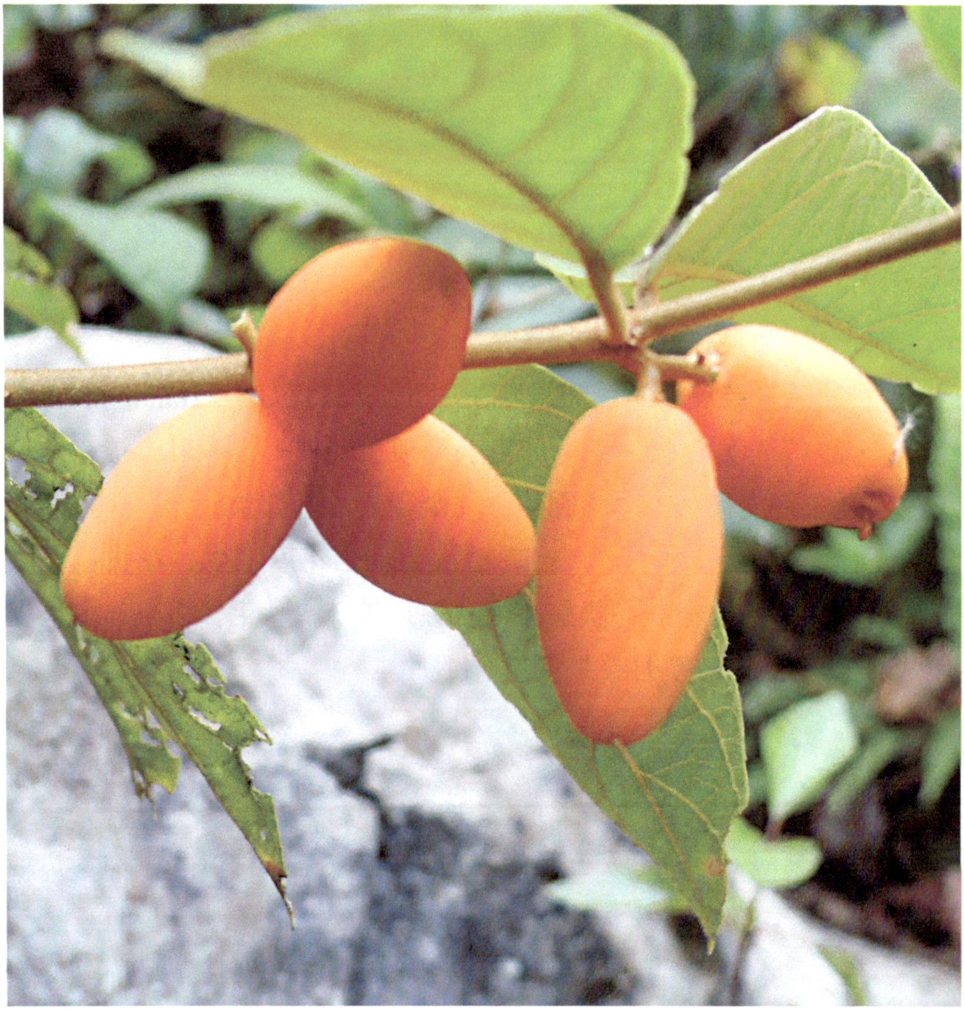

【生境及分布】生于林中，常攀缘于树上。分布于云南、贵州、广东、广西等地。

【药用部位及采收加工】药用全株。全年可采，洗净，晒干备用。

【性味功效】味苦，性凉。活血调经，祛风除湿。

【单方验方】①治月经不调，痛经，闭经，产后风痛：定心藤、台乌各等量，冰片叶少量，共研粉，每次服 0.3 ~ 1.5 g。②治外伤出血：定心藤适量，研末敷布患处。

【现代研究】临床上用于治疗月经不调和外伤出血等。

31　东风菜

【别名】仙白草，山白菜。

【来源】菊科植物东风菜 *Aster scaber* Thunb.。

【形态特征】多年生草本，高 1 ~ 1.5 m。茎直立，圆形，基部光滑，上部渐有毛，嫩枝顶端毛较密，茎中部略带红色。叶互生，基部叶心形，边缘有锯齿，叶下面灰白色。头状花序呈伞房状；舌状花白色，雌性；管状花黄色，两性。瘦果长椭圆形。花期 7—9 月。

【生境及分布】生于山野路旁向阳山地。分布于我国长江以南大部分地区。

【药用部位及采收加工】药用根茎及全草。秋季采挖根茎，夏秋季采收全草，洗净，鲜用或晒干备用。

【性味功效】味辛、甘，性寒。清热解毒，明目，利咽。

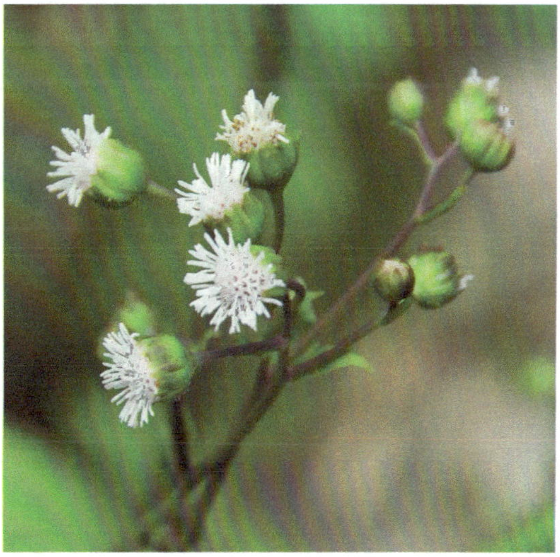

【单方验方】①治跌打损伤：东风菜、地蜂子各 30 g，毛青杠 20 g，浸酒饮服。②治饮食不下：东风菜、鱼鳅串根各 30 g，水煎服。③治刀伤出血：鲜东风菜适量，捣烂外敷伤处。

【现代研究】临床上用于治疗跌打损伤肿痛，消化不良食少和外伤出血等。

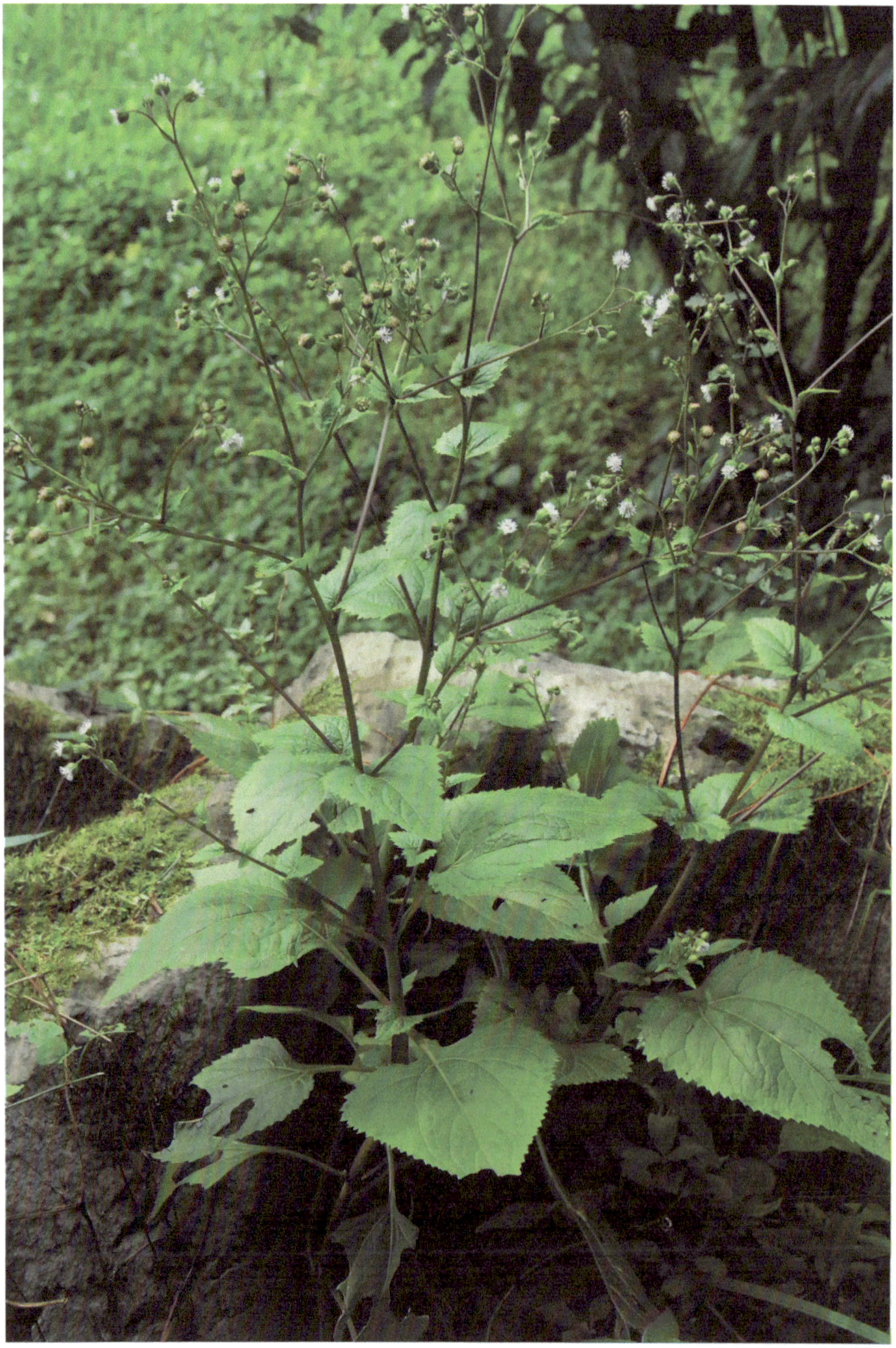

32 冬 瓜

【别名】冬瓜子，白瓜子，冬瓜皮。

【来源】葫芦科植物冬瓜 *Benincasa hispida* (Thunb.) Cogn.。

【形态特征】一年生攀缘草本。茎有棱沟，密被黄褐色刺毛及长柔毛，卷须2~3歧。单叶互生，叶柄粗大，长5~20 cm；叶片卵圆形或近于肾形，先端急尖，基部深心形，边缘具锯齿，两面均被粗毛。花单性，雌雄同株；花萼管状，5裂，裂片三角形；花冠黄色，5裂至基部；雄花有雄蕊5枚，花药卵形；雌花子房长圆筒形，密被黄褐色长硬毛。瓠果大型、肉质，椭圆形或长方椭圆形，先绿色后变白色，表面有硬毛和蜡质白粉。种子多数，卵形，白色，压扁。花期5—6月，果期6—8月。

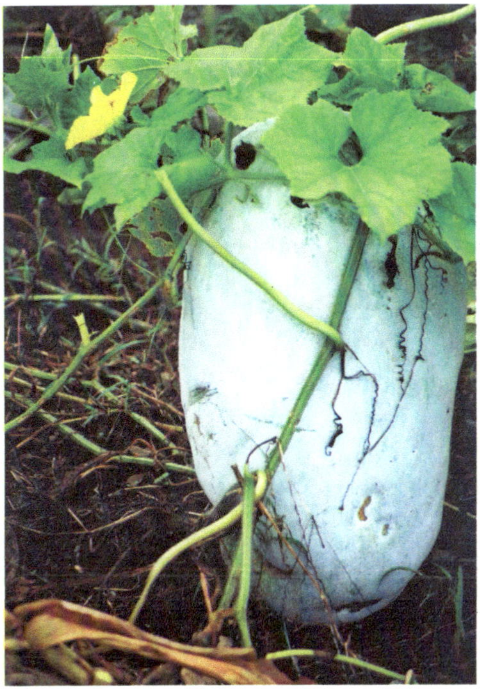

【生境及分布】喜温暖气候，耐热，怕涝，忌低温，以土层深厚、排水良好的砂壤土或黏壤土栽培为宜。我国各地均有栽种。

【药用部位及采收加工】药用果实、果皮、种子。果实：夏末、秋季果实成熟时采收。果皮：食用冬瓜时，削下果皮晒干备用。种子：食用冬瓜时，收集成熟种子，洗净，晒干备用。

【性味功效】果实：味甘、淡，性凉。利水，消痰，清热，解毒。果皮：味甘、淡，性凉。利水，消痰，清热，解毒。种子：味甘，性微寒。清肺化痰，消痈排脓，利湿。

【单方验方】①治水肿：冬瓜、葱白各适量，鲤鱼 1 条（重 500 g 以上），炖羹食。②治热淋、小便涩痛：冬瓜 500 g，葱白 1 握，切细；冬麻子半升，捣烂；煮冬瓜、葱白做羹，空腹食之。③治食鱼中毒：冬瓜适量，捣烂取汁饮服。④治痈疽发背：鲜冬瓜切片，敷疮上，瓜烂后更换再敷。⑤治湿盛水肿：冬瓜皮、白茅根各 20 g，水煎服。⑥治冬季皮肤粗糙：鲜冬瓜切片，或捣烂取汁外搽患处。⑦治痰热咳嗽：冬瓜子 15 g，浙贝母、牛蒡子、枇杷叶各 9 g，黄芩 6 g，水煎服。⑧治咽喉肿痛：冬瓜子、连翘各 15 g，射干 6 g，桔梗、生甘草各 4.5 g，水煎服。⑨治消渴、小便多：冬瓜子、麦冬、黄连各 10 g，水煎服。⑩治外伤身痛：冬瓜仁研末，每次 9 g，温酒送服。

【现代研究】临床上果实用于治疗水肿，尿路感染，痰多气喘，痈肿，痔疮，食鱼中毒，饮酒中毒，暑热烦闷及糖尿病等。果皮用于治疗荨麻疹，肺气肿，急性肾炎水肿及糖尿病等。种子用于治疗支气管炎，咳嗽痰多，肺脓肿，急性阑尾炎，急性肾炎水肿及尿路感染等。

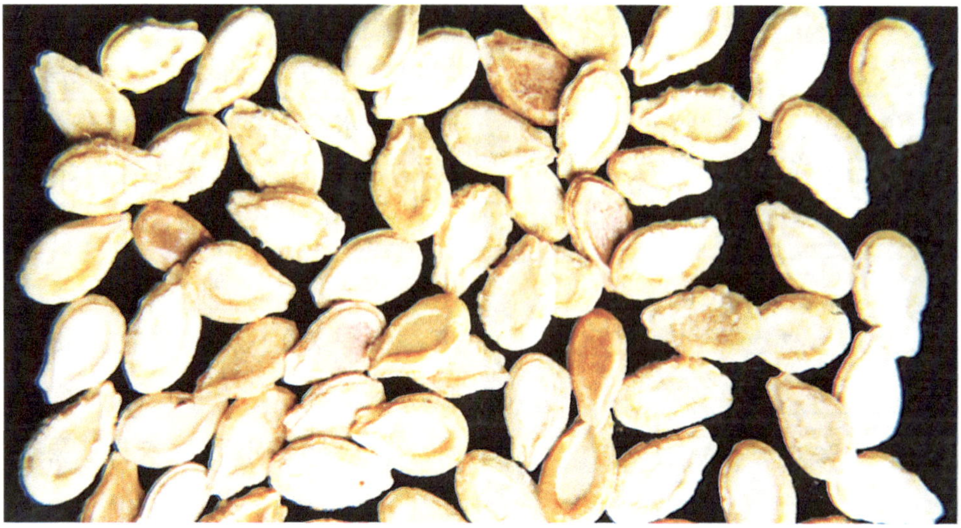

33 冬 葵

【别名】冬葵子，冬葵果。

【来源】锦葵科植物野葵 *Malva verticillata* L. 和冬葵 *Malva crispa* L.。

【形态特征】一年生草本，高 60 ~ 90 cm。茎直立，被疏毛或几无毛。叶互生；掌状，5 ~ 7 浅裂，圆形或近圆形，基部心形，边缘具钝锯齿，有长柄。花小，丛生于叶腋，淡红色；萼 5 片，花 5 瓣。果实扁圆形。

【生境及分布】生于路旁、山间。分布于我国各地。

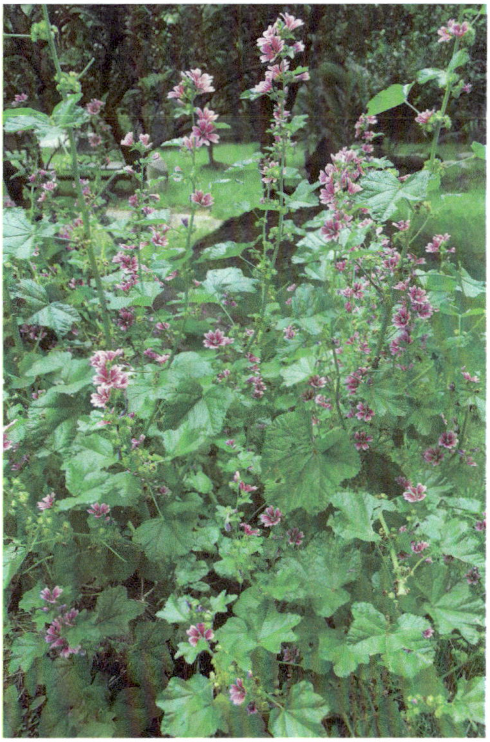

【药用部位及采收加工】药用果实（药名为“冬葵子”）、根和叶。果实：秋季果实成熟时采收，除去杂质，晒干备用。根和叶：夏、秋季采收，鲜用或洗净晒干备用。

【性味功效】冬葵子：味甘，性寒。润肠通便，利水消肿。根和叶：味甘，性寒。清热利水，解毒，下乳。

【单方验方】①治水肿、淋证：冬葵子 6 g，车前草、海金沙各 15 g，水煎服。②治妊娠水肿：冬葵子 30 g，茯苓 15 g，水

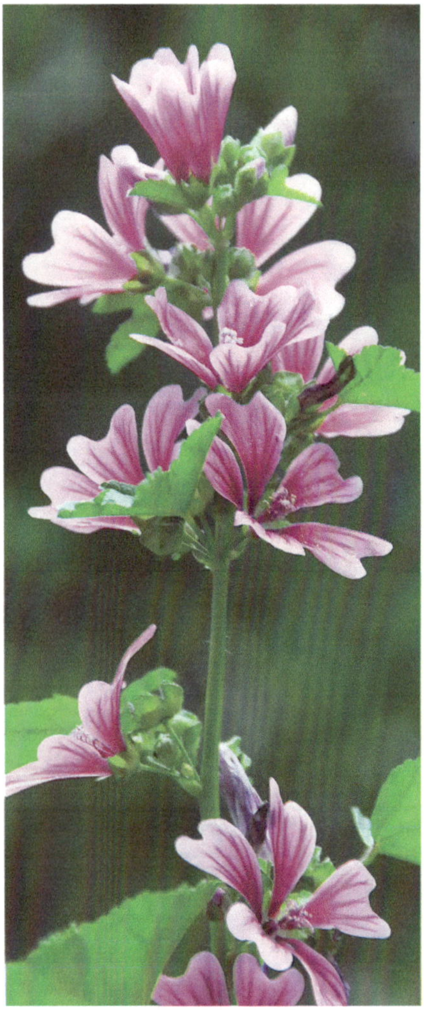
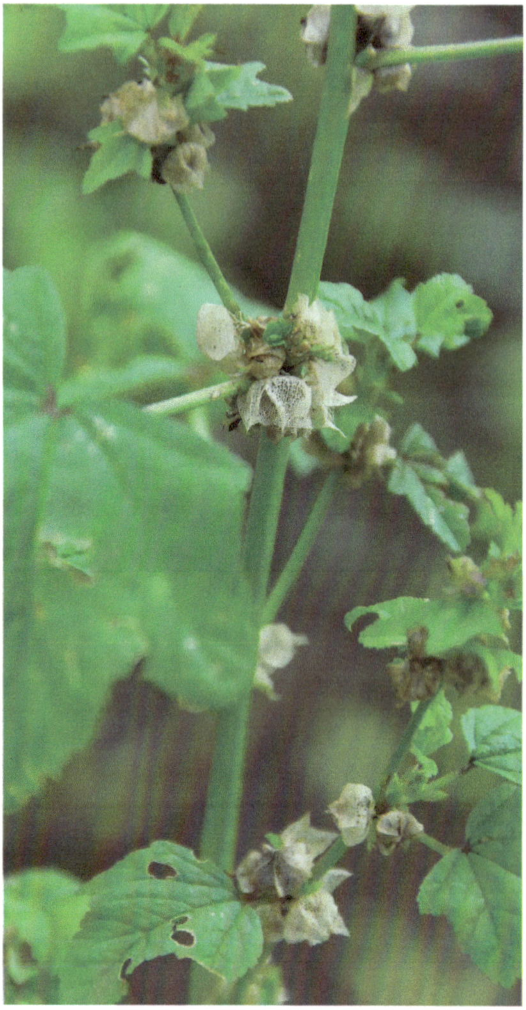

煎服。③治便秘：冬葵子 15 ~ 18 g，乳汁适量，和匀服。④治热淋小便涩痛：车前草 30 g，水煎冲服冬葵根（锉末）6 g。⑤治血淋：冬葵根、胡荽、淡竹叶各 1 握，滑石末 6 g，水煎温服。⑥治产后乳少：冬葵根 60 g，炖猪肉吃。⑦治蚊虫咬伤：鲜冬葵叶适量，捣烂取汁外搽伤处。

【现代研究】临床上果实用于治疗便秘，尿路感染和尿路结石等。根和叶用于治疗水肿，尿路感染，尿路结石，带下，乳腺炎肿痛和蛇虫咬伤等。

34 冬 青

【别名】四季青，冬青叶。

【来源】冬青科植物冬青 *Ilex purpurea* Hassk.。

【形态特征】常绿乔木，高可达 12 m。树皮灰色或淡灰色，无毛。叶互生；叶柄长 5 ~ 15 cm；叶片革质，通常狭长椭圆形，长 6 ~ 10 cm，宽 2 ~ 3.5 cm，先端渐尖，基部楔形，很少圆形，边缘疏生浅锯齿，上面深绿色而有光泽，冬季变为紫红色。花单性，雌雄异株，聚伞花序着生于叶腋外或叶腋内；花萼 4 裂，花瓣 4 瓣，淡紫色；雄蕊 4 枚；子房上位。核果椭圆形，长 6 ~ 10 mm，熟时红色，内含核 4 颗。花期 5 月，果期 10 月。

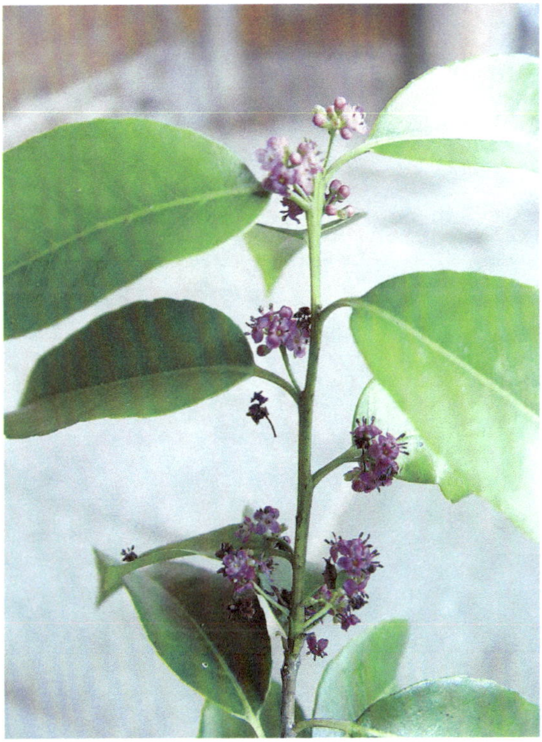

【生境及分布】生长于疏林中。分布于我国长江以南各地。

【药用部位及采收加工】药用叶。春夏季枝叶茂盛时采收，洗净，晾晒干燥备用。

【性味功效】味苦、涩，性寒。清热解毒，活血止血。

【单方验方】①治烧烫伤：冬青叶 150 g，土大黄

120 g，紫草 90 g，银花 60 g，冰片 6 g，延胡索 15 g，紫草先煎，后加各药，用凡士林制成油纱布，局部外用。②治风热外感咽痛：冬青叶、马兰各 30 g，水煎服。③治热淋小便涩痛：冬青叶、凤尾草各 30 g，水煎服。④治妇人阴肿：冬青叶、小麦、甘草各等份，水煎洗。⑤治外伤出血：鲜冬青叶适量，嚼烂外敷。

【现代研究】药理研究显示，冬青有抗菌，抗肿瘤等作用。临床上用于治疗感冒咽痛，急性膀胱炎小便涩痛和烧烫伤等。

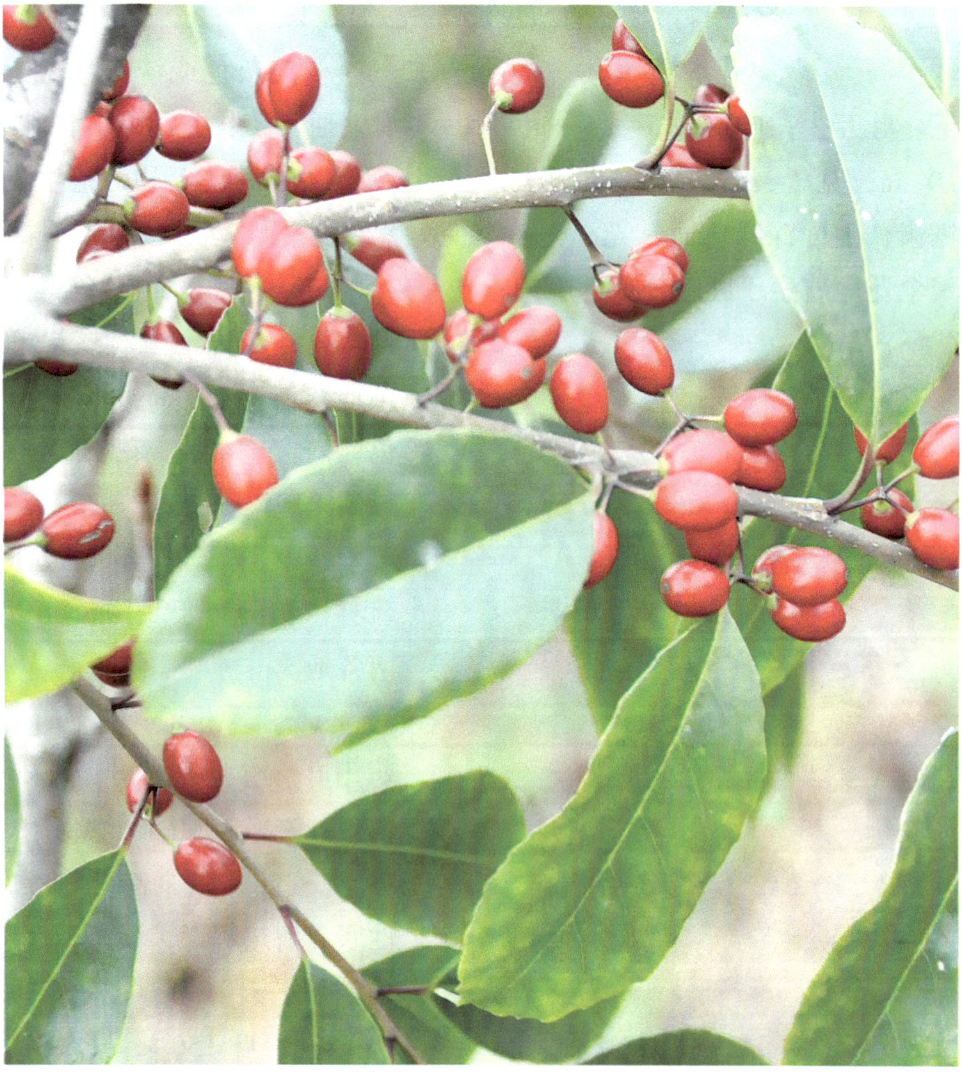

35 豆　蔻

【别名】白豆蔻，豆蔻仁。

【来源】姜科植物豆蔻 *Amomun kravanh* Pirre ex Gagnep.。

【形态特征】多年生草本。根茎匍匐，粗大有节，近木质。茎直立，圆柱状，高 2～3 m。叶 2 列，无叶柄，叶片线状披针形，或倒披针形，先端狭、渐尖，基部狭，边缘近波状，两面光滑。穗状花序生于根茎上，花茎连花梗长达 8 cm，苞片卵圆形；花萼管状，3 片；花冠透明黄色；侧生退化雄蕊，钻状，长 3 mm；花药长 3 mm；子房下位，被绢毛，胚珠多数。蒴果扁球形，灰白色。

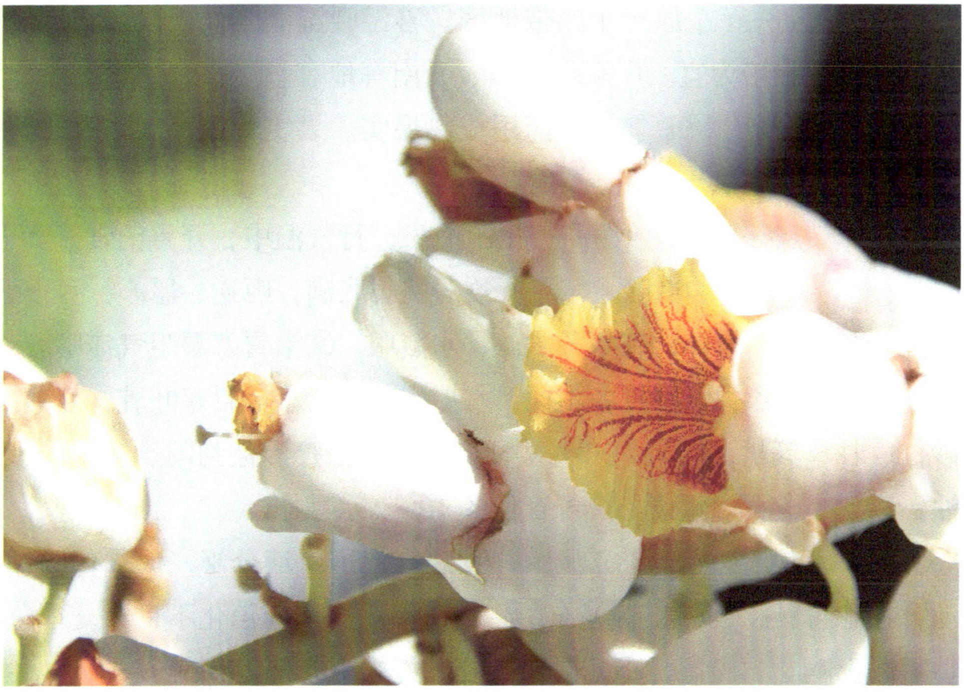

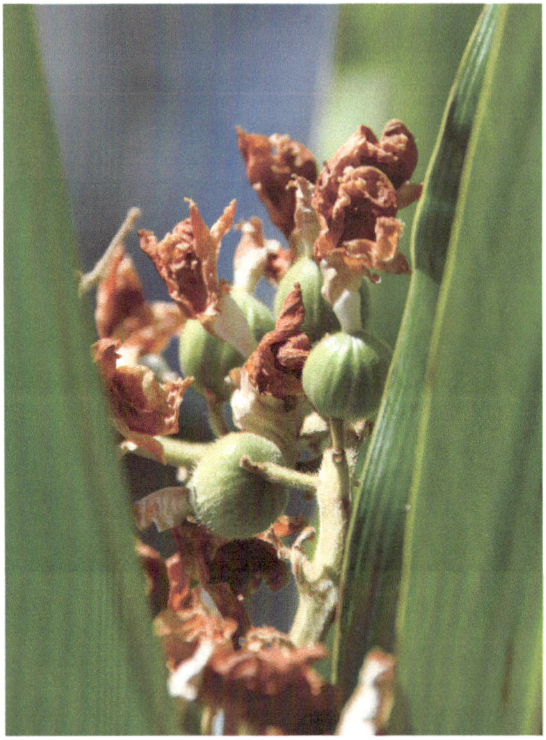 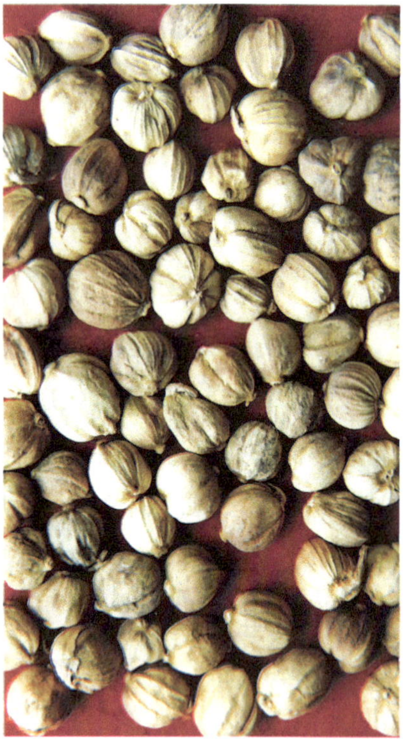

【生境及分布】原产于热带地区。喜温暖湿润气候，以疏松、肥沃的腐殖土栽培为宜。广东、广西、云南等地有栽培。

【药用部位及采收加工】药用成熟果实。果实将成熟时采收，剪下果穗，晒干或烘干备用。

【性味功效】味辛，性温。化湿消痞，行气温中，开胃消食。

【单方验方】①治湿阻气滞所致的脘腹胀满，呃逆、恶心：豆蔻、木香各 3 ~ 6 g，厚朴、苍术各 10 g，水煎服。②治胃寒湿阻气滞呕吐：豆蔻 3 ~ 6 g，藿香、半夏各 10 g，水煎服。③治小儿胃寒吐乳：豆蔻、砂仁、甘草等量，同研细末，常含口中。④治疗湿甚胸闷、食少、舌浊：豆蔻、滑石、薏苡仁、苦杏仁各 10 g，水煎服。

【现代研究】药理研究显示，豆蔻有促进胃液分泌，促进胃肠蠕动，祛除胃肠积气，止呕等作用。临床上用于治疗消化不良，夏季急性胃肠炎呕吐、腹泻，小儿受寒呕吐和妊娠呕吐等。

36　独蒜兰

【别名】山慈姑，冰球子。

【来源】兰科植物独蒜兰 *Pleioine bulbocodioides* (Franch.) Rolfe。

【形态特征】多年生草本，高 20～30 cm。假球茎白色，透明似冰，故名“冰球子”。叶单片，长披针形，先端尖，基部抱茎，全缘。花茎根出，单花顶生，桃红色；苞片长圆形；萼片近直立，披针形；花瓣近线形；子房下位，细瘦。蒴果长圆形，直立。

【生境及分布】生于山沟岩石上。分布于我国西南地区。

【药用部位及采收加工】药用假球茎。秋季采收，洗净，通风处晾干或晒干备用。

【性味功效】味甘，性寒。清热解毒，消肿散结。

【单方验方】①治风热外感咳嗽：独蒜兰、吉祥草各 20 g，水煎服。②治疮痈肿痛：独蒜兰鲜茎适量，捣烂调鸡蛋清外敷。③治肺痨

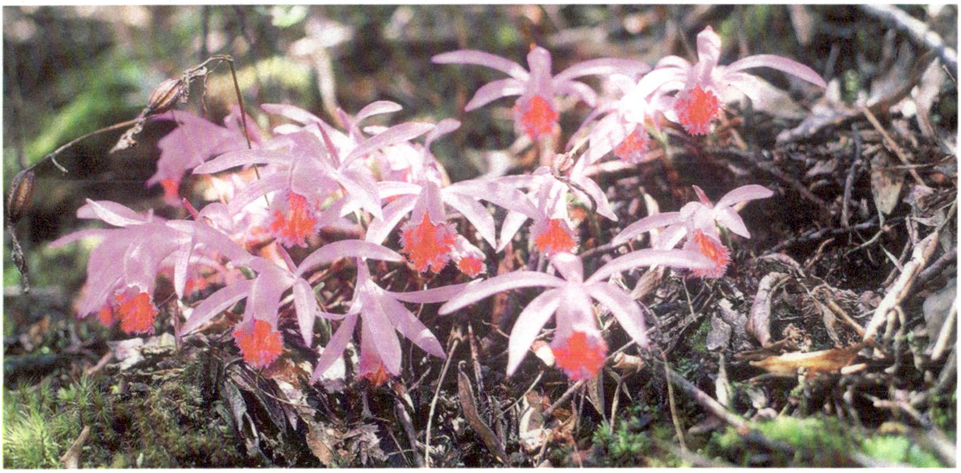

咳嗽：独蒜兰、地瓜藤各 20 g，炖猪肉吃。④治百日咳：独蒜兰烘干研末，每次 3 g，蜂蜜水冲服。

【现代研究】临床上独蒜兰用于治疗感冒咳嗽，肺结核咳嗽，百日咳和皮肤痈疖疼痛等。

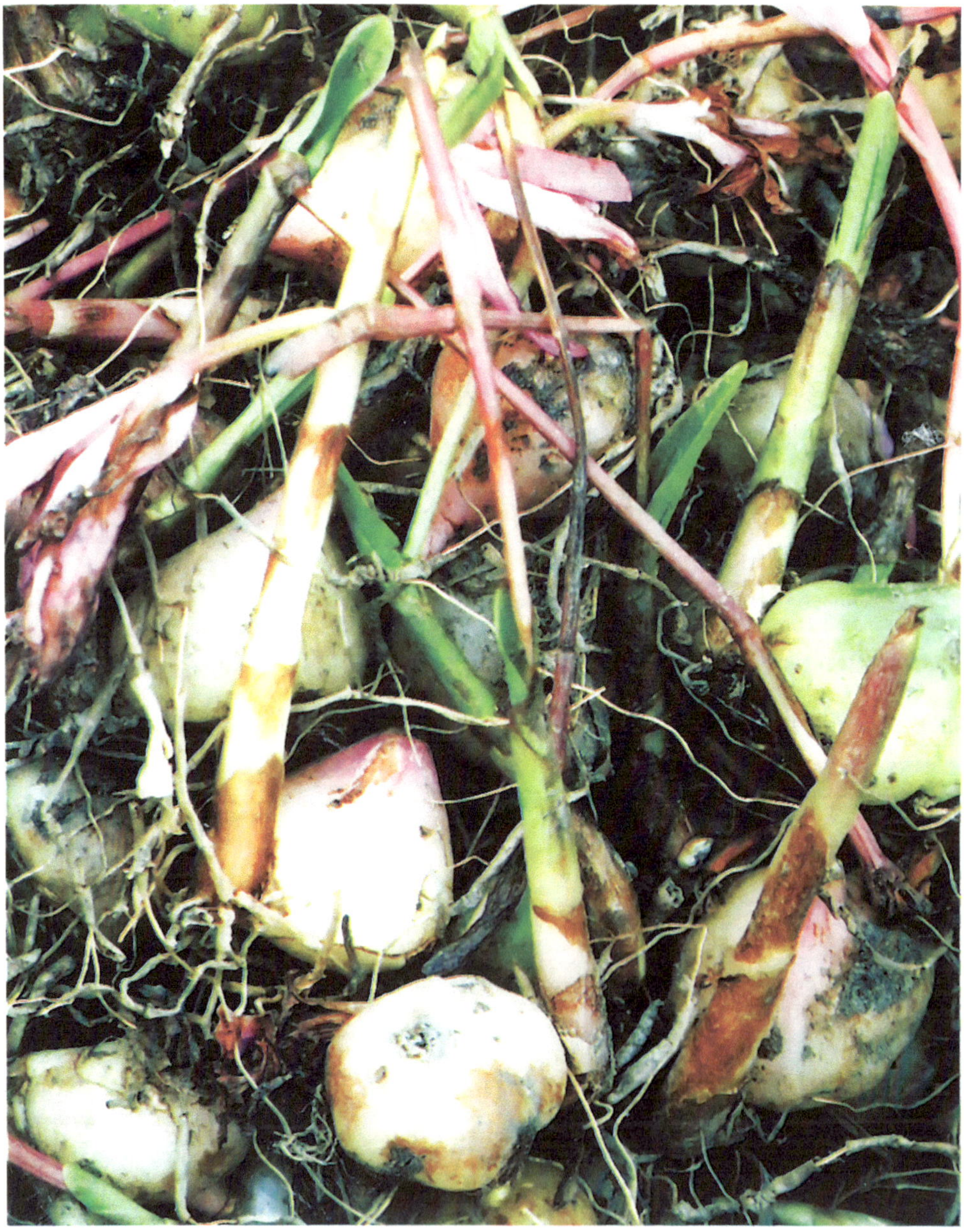

37　独行菜

【别名】葶苈，葶苈子。

【来源】十字花科植物独行菜 *Lepidium apetalum* Willd.。

【形态特征】一年生或二年生草本，高 10～30 cm。茎直立，上部多分枝。基生叶有柄，叶狭长椭圆形，边缘浅裂或稀疏缺刻。茎生叶互生，茎上部叶线形、较小，全缘或前端有疏锯齿。总状花序顶生；花小，萼片 4 片，椭圆形；花瓣无，呈退化丝状；雄蕊 2～4 枚，子房扁圆形。短角果圆形或扁圆形，扁平。种子椭圆状卵形。

【生境及分布】生于田野、荒地、路旁。喜温暖、湿润、阳光充足环境，以肥沃、疏松、排水良好的坡土栽培为宜。分布于我国东北、华北、西北及西南各地。

【药用部位及采收加工】药用成熟种子、茎叶。种子（药名为“葶苈子”）：4—5 月果实呈黄绿色时及时采收，打下种子，晒干备用。茎叶（药名为“独行菜”）：春季采挖，洗净，晒干备用或鲜用。

【性味功效】种子：味辛、苦，性寒。下气，凉血，清热。茎叶：味辛，性平。清热解毒，利尿通淋。

【单方验方】①治肺痈喘不得卧：葶苈（熬令黄色，捣丸如弹子大），大枣十二枚。以水三升煮枣，取二升，去枣，纳葶苈，取一升，顿服。（《金匮要略》）②治感冒发热：野独行菜、升麻、茅根嫩芽各 15 g，水煎服。③治吐血，血崩：野独行菜 60 g，水煎服。④治咳喘：独行菜 30 g，羊奶奶叶 20 g，水煎服。⑤治水肿：独行菜 30 g，水灯芯 20 g，水煎服。

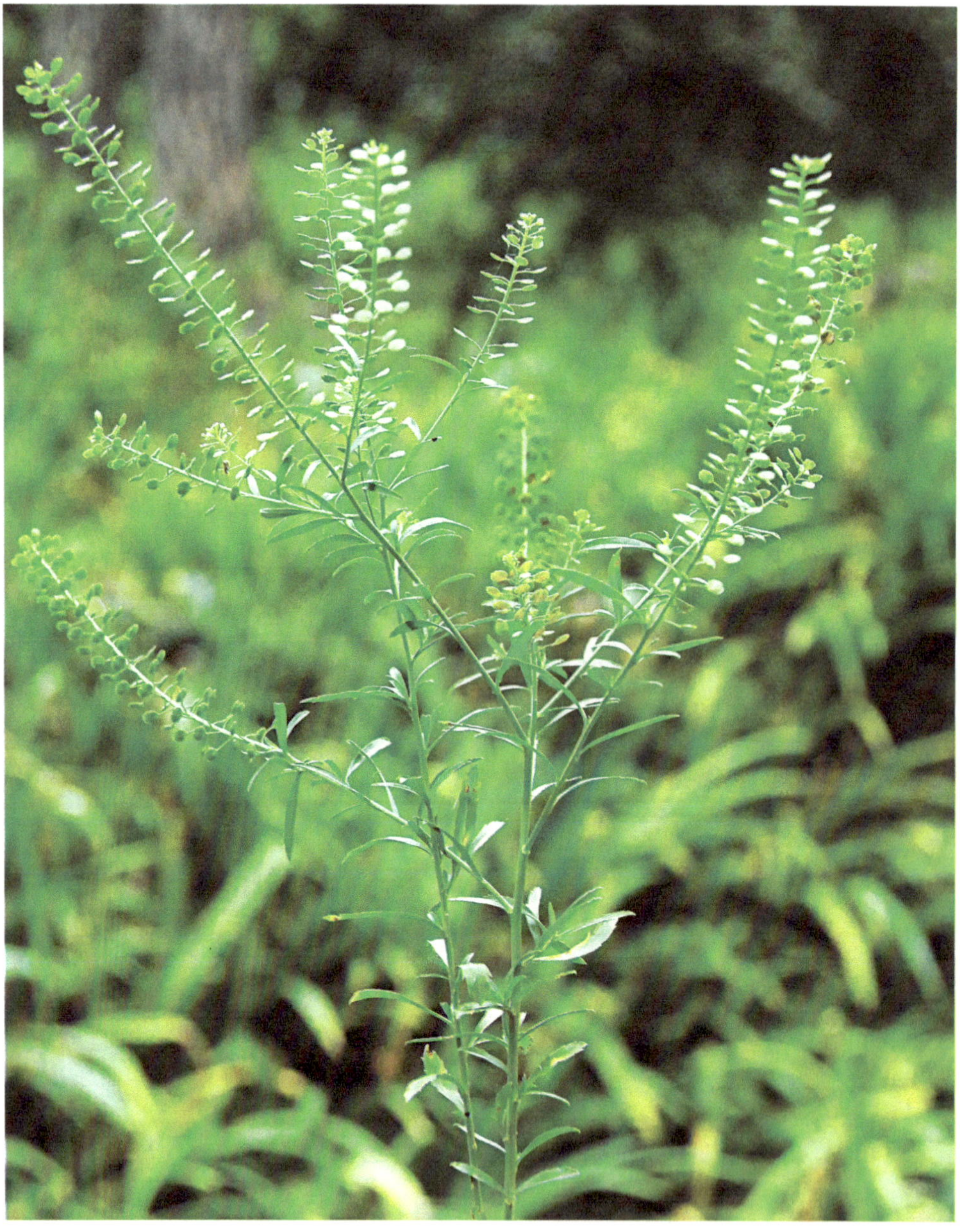

【现代研究】药理研究显示，种子有强心，使心肌收缩力增强，减慢心率，广谱抗菌，镇静和利尿等作用。临床上种子用于治疗渗出性胸膜炎，自发性气胸，充血性心力衰竭，慢性肺源性心脏病并发心力衰竭和百日咳等。

38 杜 衡

【别名】蘅，土细辛，杜细辛。

【来源】马兜铃科植物杜衡 *Asarum forbesii* Maxim.。

【形态特征】多年生草本，根状茎粗短，下生多数细根。叶片心状肾形，上面有白斑。春季开花，花被管钟状，外面黄绿色带浅褐色，内面紫色；雄蕊 12 枚，花药长三角形；子房半下位，花柱 6 枚。蒴果肉质，近球形，有多数黑褐色种子。

【生境及分布】生于阴湿的林下、沟旁及草丛中。喜阴湿环境，以肥沃的土壤栽种为宜。分布于我国南方各地。

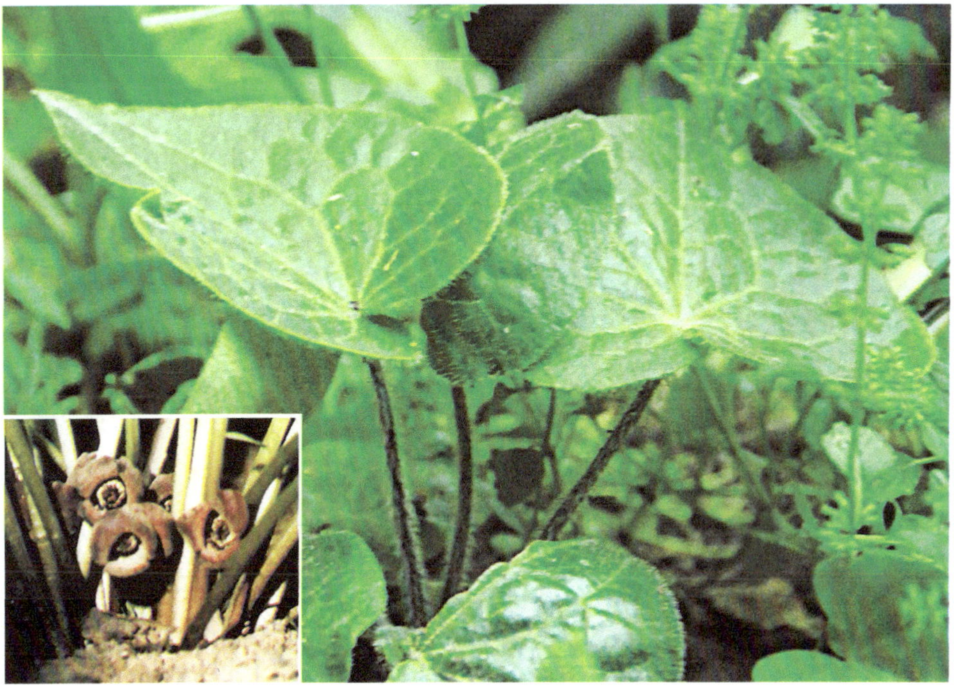

【药用部位及采收加工】药用全草。4—6 月采挖，洗净，晒干备用。

【性味功效】味辛，性温；有小毒。活血止痛，散寒止咳。

【单方验方】①治跌打损伤：杜衡 10 g，三角咪、矮陀陀、毛青杠各 30 g，泡酒服。②治四肢麻木：杜衡 10 g，金钩莲、倒触伞、九龙盘各 20 g，水煎服又外洗。③治风湿疼痛：杜衡、白龙须各 10 g，泡酒外搽。④治哮喘：杜衡 10 g，石油菜、石吊兰各 20 g，水煎服。⑤治皮肤癣病：杜衡、土大黄各适量，醋煮外搽。

【现代研究】药理研究显示，杜衡所含挥发油有麻醉作用。临床上用于治疗伤风感冒头痛，损伤疼痛，蛇咬伤，风湿病关节疼痛，皮肤细菌、真菌感染和龋齿疼痛等。

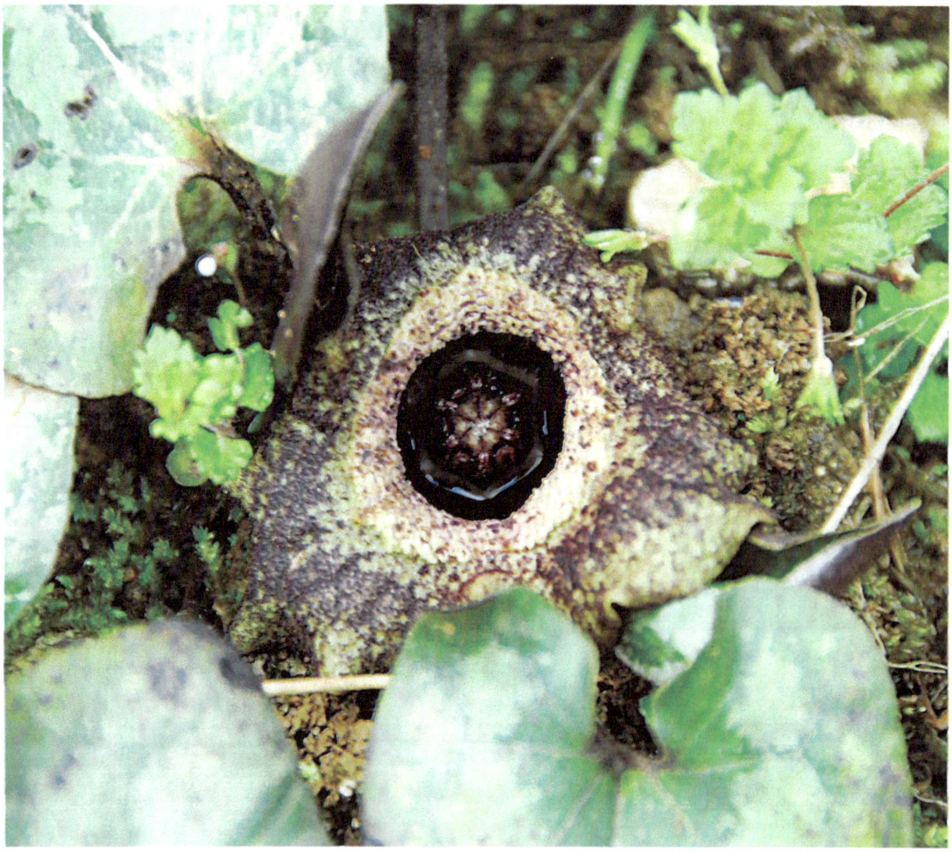

39 杜 仲

【别名】思仙，木绵。

【来源】杜仲科植物杜仲 *Eucommia ulmoides* Oliv.。

【形态特征】落叶乔木，高达 20 m。小枝光滑，黄褐色或色较淡，具片状髓。皮、枝均含有胶质。单叶互生，叶片椭圆形或卵形，长 7 ~ 15 cm，宽 3.5 ~ 4.5 cm，先端渐尖，基部广楔形，边缘有锯齿，幼叶上面疏被柔毛，下面毛较密；老叶上面光滑，下面叶脉处疏被毛。花单性，雌雄异株，与叶同时开放或先叶开放；雄花有雄蕊 6 ~ 10 枚；雌花有 1 个裸露而延长的子房。翅果扁平，卵状长椭圆形，内有种子 1 粒。

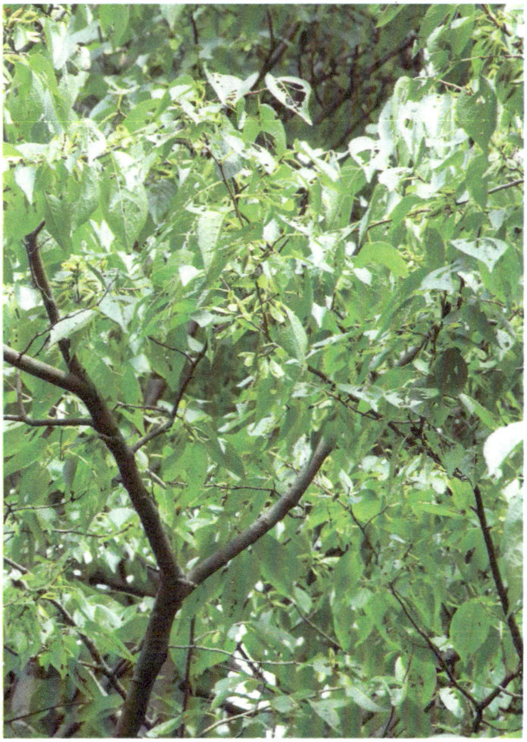

【生境及分布】生于山地林中。适应性较强，耐寒，喜阳光充足、雨水丰沛的湿润环境，在土层深厚、肥沃、含腐殖质的砂质土壤、黏性土或微酸性土壤中生长良好。分布于我国长江中下游及南部各地。

【药用部位及采收加工】药用树皮。清明至夏至间，采用局部剥皮法剥下树皮，刨去粗皮，晒干备用。

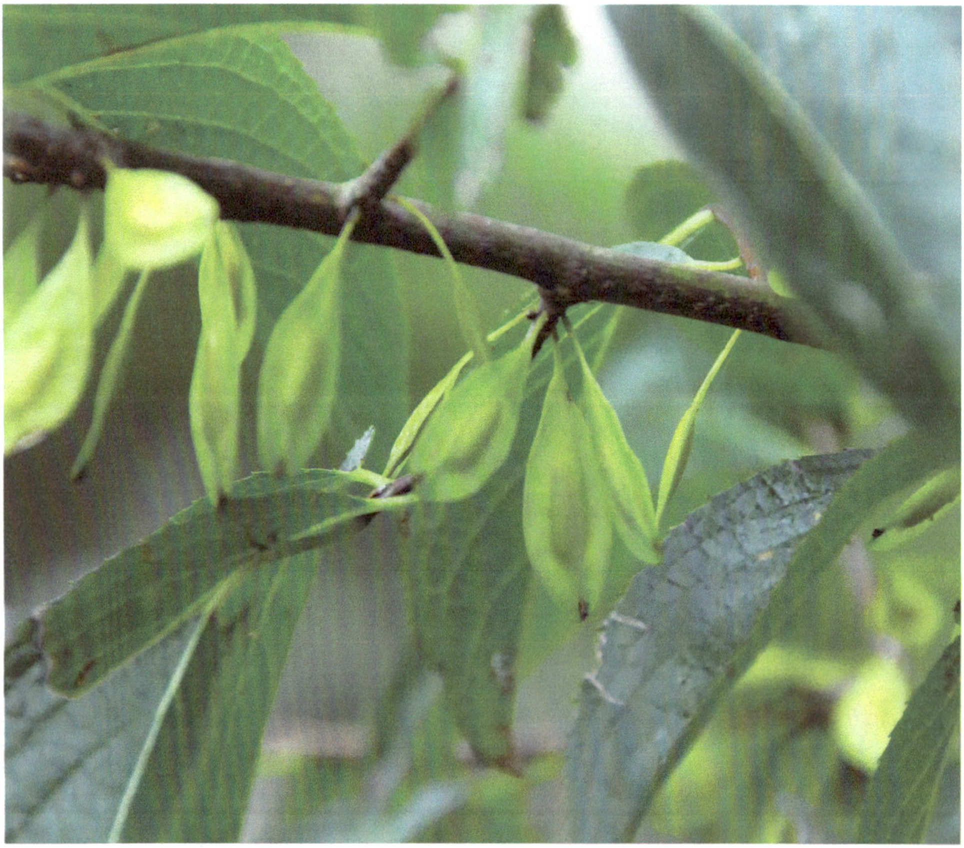

【性味功效】味甘，性温。补肝肾，强筋骨，安胎。

【单方验方】①治风湿痹证关节疼痛：杜仲、牛膝各 12 g，补骨脂、红花各 9 g，鸡血藤 15 g，水煎服；或共研粗末，白酒浸泡，每次 15 mL，每日 2 次。②治肾虚筋骨痿软无力：杜仲、续断、补骨脂各 12 g，水煎服。③治腰痛如坠、频繁堕胎：杜仲、续断各 30 g，枣泥为丸，每日服用。④治肝阳上亢眩晕：杜仲制成 10% 酊剂，每次 30 滴，温开水冲服，每日 3 次，3—4 周为 1 个疗程。

【现代研究】药理研究显示，杜仲有降血压，调节细胞免疫、增强巨噬细胞吞噬功能，促使肝糖原堆积，镇静，镇痛，抗菌，抗真菌，利尿和抗脂质过氧化等作用。临床上用于治疗眩晕头痛、目昏，风湿病，腰腿关节痛，子宫脱垂，习惯性流产和高血压等。

40 莪　术

【别名】蓬莪术。

【来源】姜科植物莪术 *Curcuma aeruginusa* Roxb、广西莪术 *Curcuma kwangsiensis* S. G. Lee et C. F. Liang 或温郁金 *Curcuma wenyujin* Y. H. Chen et C. Ling。

【形态特征】多年生草本。根茎肉质块状，侧根茎圆柱状。根细长，末端常膨大成纺锤状的块根。叶片长圆状椭圆形或狭卵形，中部有紫斑。叶柄下延成鞘。花葶由根茎抽出，先叶而生，穗状花序阔椭圆形；苞片卵形至倒卵形；花萼白色；花冠裂片 3 片。蒴果卵状三角形，光滑。种子长圆形，具假种皮。花期 3—5 月。

【生境及分布】生于山间或村边林下。喜温暖湿润、阳光充足、雨水丰沛的环境，怕严寒霜冻、干旱积水，以土层深厚、上层疏松、下层稍紧密的砂壤土栽培为宜。分布于福建、广东、广西、浙江、台湾、云南、四川等地。

【药用部位及采收加工】药用根茎。12 月中下旬地上部分枯萎时，采挖根部，除去根茎泥土，洗净，置锅内蒸或煮 15 分钟，晒干或烘干备用。

【性味功效】味辛、苦，性温。破血行气，消积止痛。

【单方验方】①治皮肤癌：莪术乳剂或莪术油软膏涂搽患处。②治痛经、闭经：莪术、三棱、川芎各 6 g，丹参 12 g，水煎服。③治症瘕痞块：莪术、土鳖虫、水蛭各等量，研末，每次 2 ~ 3 g，温开水或黄酒送服。④治食积气滞、腹部胀满疼痛：莪术、木香各 6 g，神曲、麦芽各 12 g，水煎服。

【现代研究】药理研究显示，莪术有抑制金黄色葡萄球菌、乙型溶血性链球菌、大肠杆菌、伤寒杆菌、霍乱弧菌，抑制血小板聚集，抗血栓形成，兴奋肠平滑肌和显著的抗早孕等作用。临床上用于治疗子宫颈癌，卵巢癌，肝癌，白血病，淋巴瘤和子宫颈糜烂等。

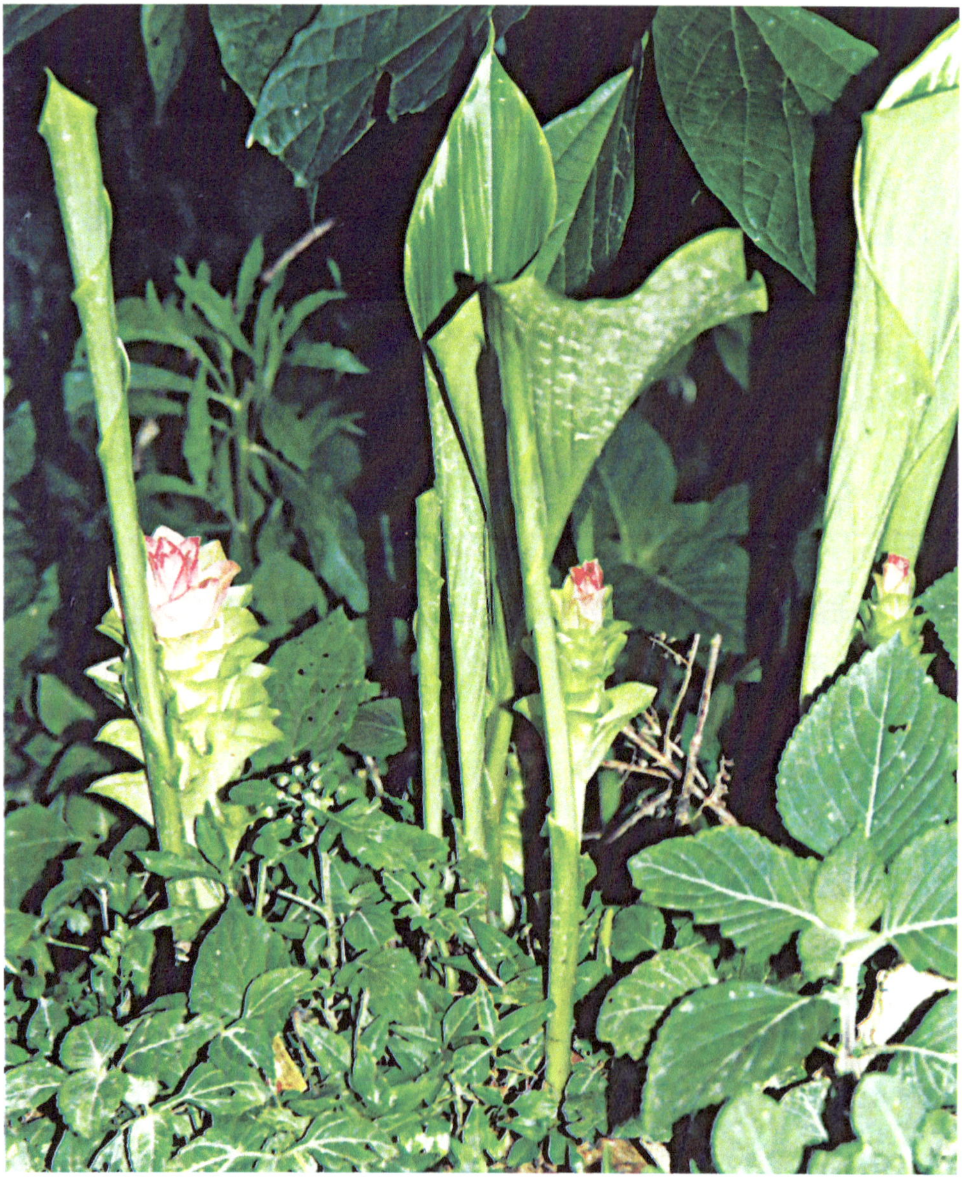

41 番木瓜

【别名】番瓜，石瓜。

【来源】番木瓜科植物番木瓜 *Carica papaya* L.。

【形态特征】软木质常绿小乔木，高 2～8 m。茎一般不分枝，具粗大叶痕。叶大，直径可达 60 cm，近圆形，掌状 5～9 深裂，每裂片再为羽状分裂；叶柄中空。花乳黄色，单性异株或为杂性，雄花序为下垂圆锥花序，雌花序及杂性花序为聚伞花序；雄花萼绿色，基部联合；花冠管细管状；雄蕊 10 枚，2 轮着生于花冠上；雌蕊具短梗或近无梗，萼片绿色。浆果矩圆形或近球形，熟时橙黄色，果肉厚。种子多数，黑色。花期全年。

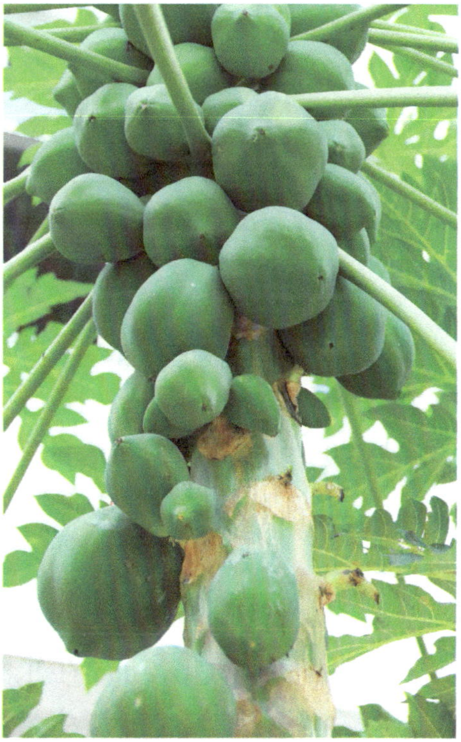

【生境及分布】生于村边、宅旁。喜温暖湿润气候，在排水良好的砂壤土或砂土中生长良好。分布于福建、台湾、广东、海南、广西、云南和贵州等地。

【药用部位及采收加工】药用果实。夏秋季果实成熟时采收，洗净，晒干备用。

【性味功效】味甘，性平。健胃消积，滋补催乳，祛风活血。

【单方验方】①治关节疼痛：

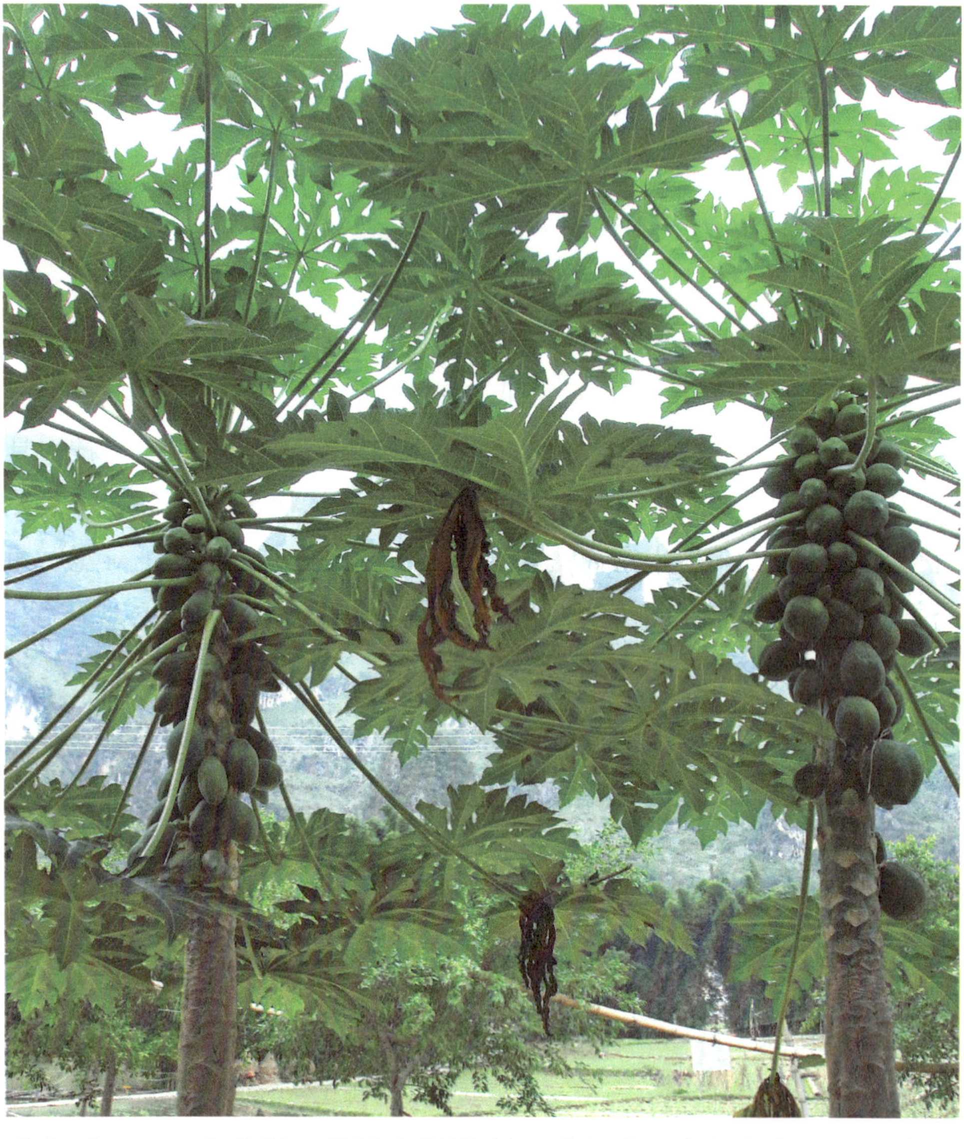

番木瓜 20 g，水煎服。②治食积胃痛：番木瓜、鸡矢藤各 20 g，青木香 5 g，水煎服。③治湿疹脚气：番木瓜 60 g，薏苡仁 30 g，与猪蹄同煲服用。

【现代研究】药理研究显示，番木瓜有帮助蛋白质消化，抗生育，抗肿瘤，抗氧化，抗寄生虫和抗菌等作用。临床上用于治疗急性胃肠炎，消化不良，急性胃痛，湿疹，脚气病和过敏性皮炎等。

42 翻白草

【别名】反白草。

【来源】蔷薇科植物翻白草 *Potentilla discolor* Bunge。

【形态特征】多年生草本，高 15 ~ 40 cm。根肥厚，数条簇生，外皮土棕色。单数羽状复叶基生，叶柄长达 15 cm，被白色长绵毛，基部有膜质托叶。小叶 5 ~ 9 片，中央叶片较大，向下渐小，矩状长椭圆形，边缘有粗锯齿，下面密被灰白色绵毛。聚伞花序顶生，有花约 20 朵；花萼 5 裂；花冠黄色；花瓣 5 瓣；雄蕊、雌蕊多数。瘦果卵形，淡黄色，光滑。

【生境及分布】生于海拔 100 ~ 1850 m 的荒地、山谷、路旁和疏林下。喜温和湿润气候，以疏松、肥沃的砂质土壤栽培为宜。分布于我国大部分地区。

【药用部位及采收加工】药用全草。夏秋季拔取全草，抖去泥土，洗净，晒干备用或鲜用。

【性味功效】味甘、苦，性平。清热解毒，凉血，消肿。

【单方验方】①治湿热泻痢：翻白草 30 g，水煎服；翻白草 450 g，黄柏、秦皮各 300 g，水煎，浓缩，干燥，研粉备用，每次 1 ~ 2 g，每日 3 次。②治创伤：翻白草适量，洗净，晒干，研粉，撒敷伤口，每日换 1 次。③治热毒疔疮：鲜翻白草适量，敷患处，留疮头，干后再换。④治风湿关节痛：翻白草根 90 g，泡酒服。

【现代研究】临床上翻白草用于治疗急性肠炎腹泻，细菌性痢疾，创伤，毛囊炎和风湿性关节炎肿痛等。

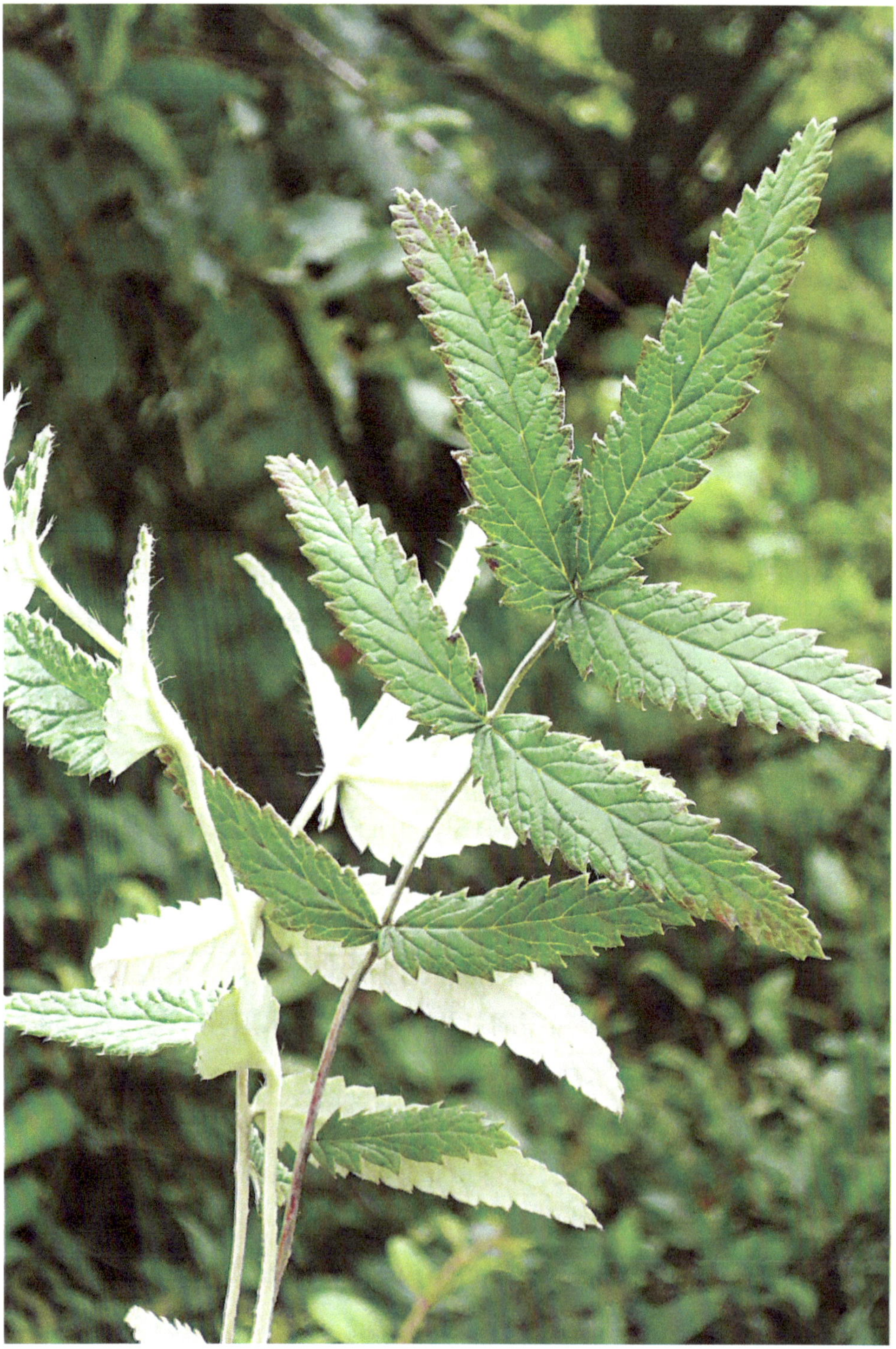

43　反背红

【别名】血盆草。

【来源】唇形科植物贵州鼠尾草 *Salvia cavaleriei* Lévl.。

【形态特征】多年生草本。茎四方形，高可达 50 cm，上部略有分枝，被细柔毛。根生叶丛生，有长柄，叶片长卵圆形，有时有 3 片小叶；叶下面紫红色，先端渐尖或钝形，基部略呈心形，边缘圆齿形，叶脉明显，背面脉上被茸毛。轮状总状花序，每轮着生花 3~8 朵，紫红色，唇形。

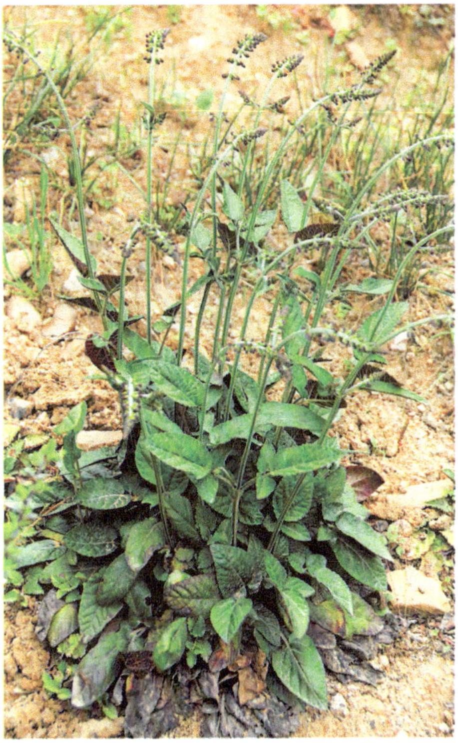

【生境及分布】生于有岩石的山坡、林下、水沟边。分布于我国南方多数地区。

【药用部位及采收加工】药用全草。夏季采收，割取全草，除去泥沙，洗净，晒干备用。

【性味功效】味苦，性凉。凉血止血，清热利湿。

【单方验方】①治吐血、咯血：反背红、地锦草、土大黄各 30 g，水煎服。②治崩漏：反背红、石灰菜各 30 g，水煎服。③治产后寒：反背红、野青菜、土升麻各 20 g，水煎服。④治外伤出血：反背红适量，捣烂敷。

【现代研究】药理研究显示，反背红全草有抗凝血和耐缺氧作用。临床上用于治疗吐血，崩漏，血痢，便血，外伤出血，肺结核咯血，慢性肝炎和鼻出血等。

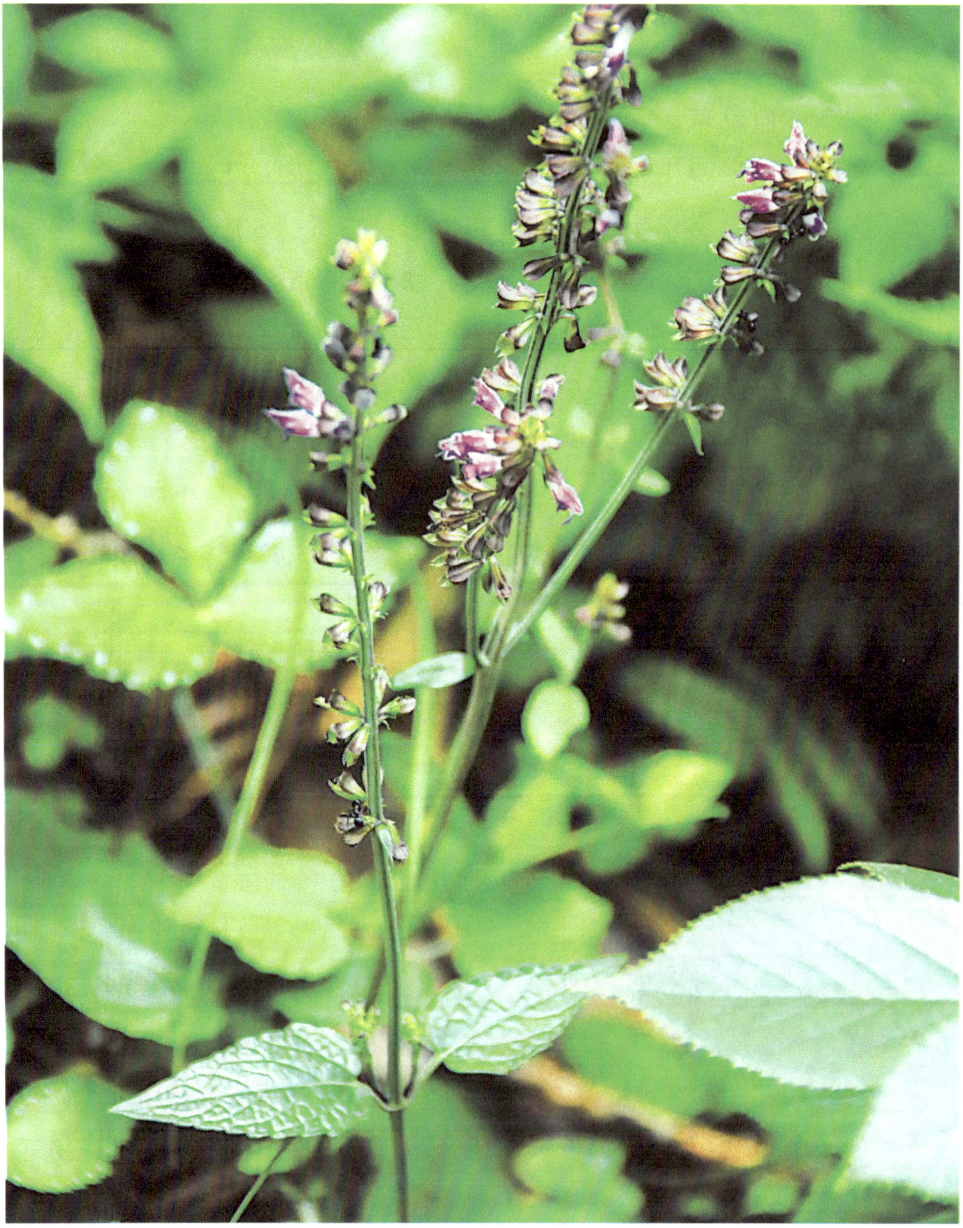

44 防　风

【别名】回草，屏风。

【来源】伞形科植物防风 *Saposhnikovia divaricata* (Turcz.) Schischk.。

【形态特征】多年生草本，高 30 ~ 60 cm，全体无毛。根粗壮。茎基密生褐色纤维状的叶柄残基。茎单生，自基部分枝较多。基生叶三角状卵形，2 ~ 3 回羽状分裂，最终裂片条形或披针形，全缘。顶生叶简化，具扩展叶鞘。复伞形花序顶生，伞梗 5 ~ 9 枝，不等长；小伞形花

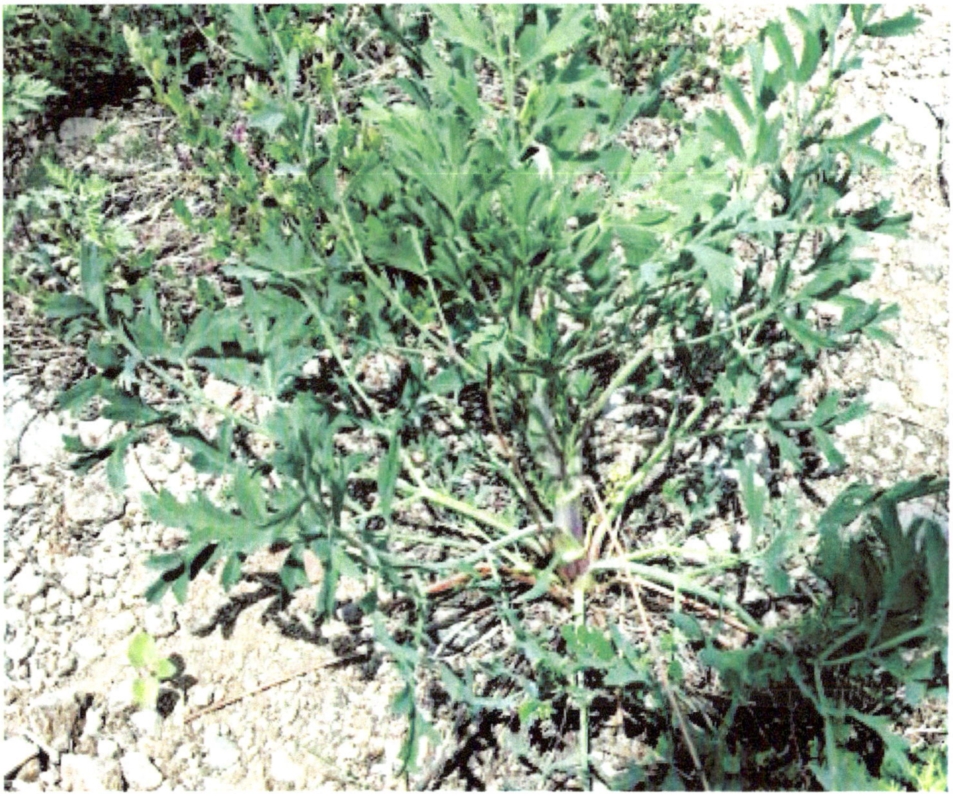

序有花4~9朵，萼齿短三角形；花瓣5瓣，白色，倒卵形；子房下位，2室，花柱2枚。双悬果卵形，分果有棱。花期8—9月，果期9—10月。

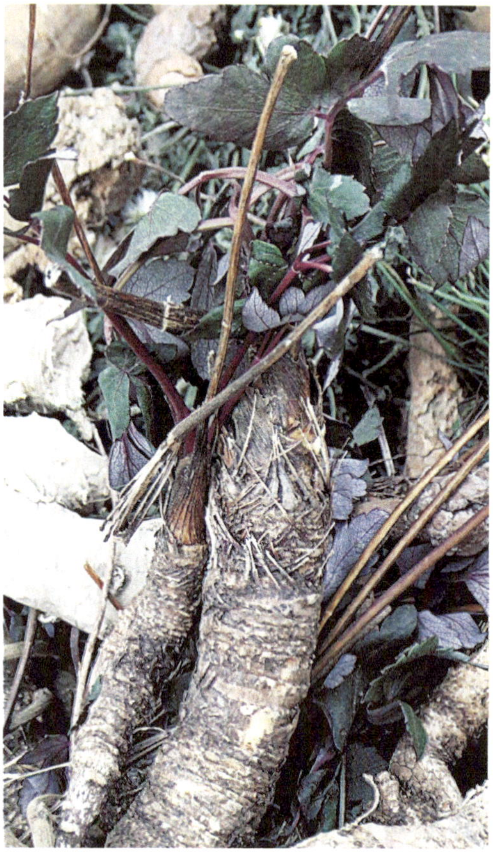

【生境及分布】生于丘陵地带山坡草丛中，或田边、路旁、高山中下部。喜凉爽气候，耐寒，耐旱，以阳光充足、土层深厚、疏松肥沃、排水良好的砂壤土栽培为宜。分布于我国东北地区及内蒙古、河北、山东、河南、陕西、山西、湖南等地。

【药用部位及采收加工】药用根。栽种以后的第二年冬季采收，挖取根部，去掉残茎、须根及泥土，晒至九成干，按粗细分别扎捆，再晒干或烘干备用。

【性味功效】味辛、甘，性温。解表祛风，胜湿止痛，止痉，止泻。

【单方验方】①治感冒头痛：防风、白芷、川芎各9 g，荆芥6 g，水煎服。②治风疹瘙痒：防风、苦参、荆芥、当归各12 g，水煎服。③治风寒湿痹，肢节疼痛：防风、羌活、桂枝、姜黄各10 g，水煎服。

【现代研究】药理研究显示，防风有解毒，镇痛，镇静，抗炎，抗惊厥，抗过敏，提高巨噬细胞吞噬百分率和吞噬指数，抑制铜绿假单胞菌、金黄色葡萄球菌等作用。临床上用于治疗风湿性关节炎，面神经麻痹，霉菌性阴道炎，扁平疣，过敏性皮炎，风疹，湿疹，麻疹不透，手术后肠胀气和慢性腰背痛等。

45 防 己

【别名】粉防己。

【来源】防己科植物粉防己 *Stephania tetrandra* S. Moore。

【形态特征】多年生缠绕草本。根圆柱状，有时块状，外皮淡棕色或棕褐色。茎柔韧，圆柱形，有时稍扭曲，长 2.5 ~ 4 m，枝光滑无毛，基部稍带红色。叶互生，质薄较柔，叶片近圆形，有 3 ~ 5 个角，先端锐尖，基部截形或近心形，全缘。两面均被短柔毛，上面绿色，下面灰绿色。头状聚伞花序，花小，雌雄异株；雄花花萼 4 片；花瓣 4 瓣；雄蕊 4 枚；花药近圆形；雌花心皮 1 片，花柱 3 枚。核果球形，成熟时红色。花期 4—5 月，果期 5—6 月。

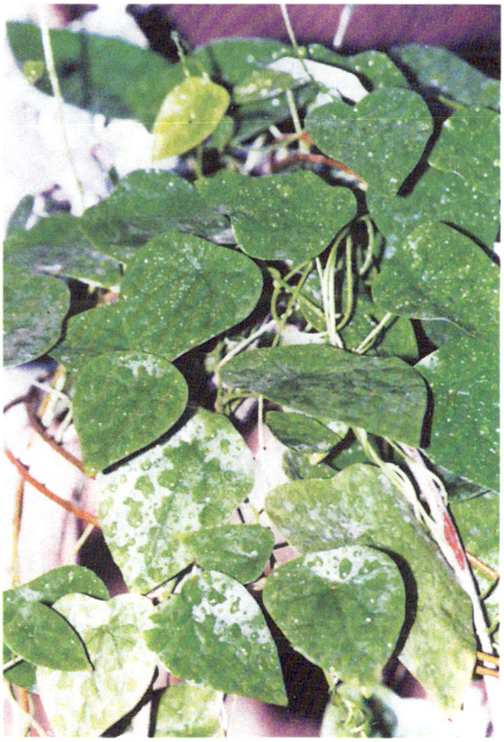

【生境及分布】生于山野丘陵地、草丛或矮林边缘。分布于浙江、江西、安徽、福建、广东和广西等地。

【药用部位及采收加工】药用根。秋季采挖，洗或刮去栓皮，切成长段，晒干备用。

【性味功效】味苦，辛，性寒。行水消肿，清利湿热，祛风止痛。

【单方验方】①治四肢浮肿：防己、茯苓、黄芪各 12 g，桂枝 6 g，水煎服。②治风湿热痹关节热痛：防己、薏苡仁、蚕沙各 12 g，忍冬藤 20 g，水煎服。③治水肿、二便不利：防己 12 g，椒目、葶苈子、大黄各 6 g，水煎服。

【现代研究】药理研究显示，防己有镇痛，解热，消炎，抗过敏，免疫抑制，扩张冠状动脉血管、增加血流量，抗心律失常，降血压，抗菌，抗原虫和抗肿瘤等作用。临床上用于治疗冠心病心绞痛，冠心病合并高血压，阿米巴痢疾等。

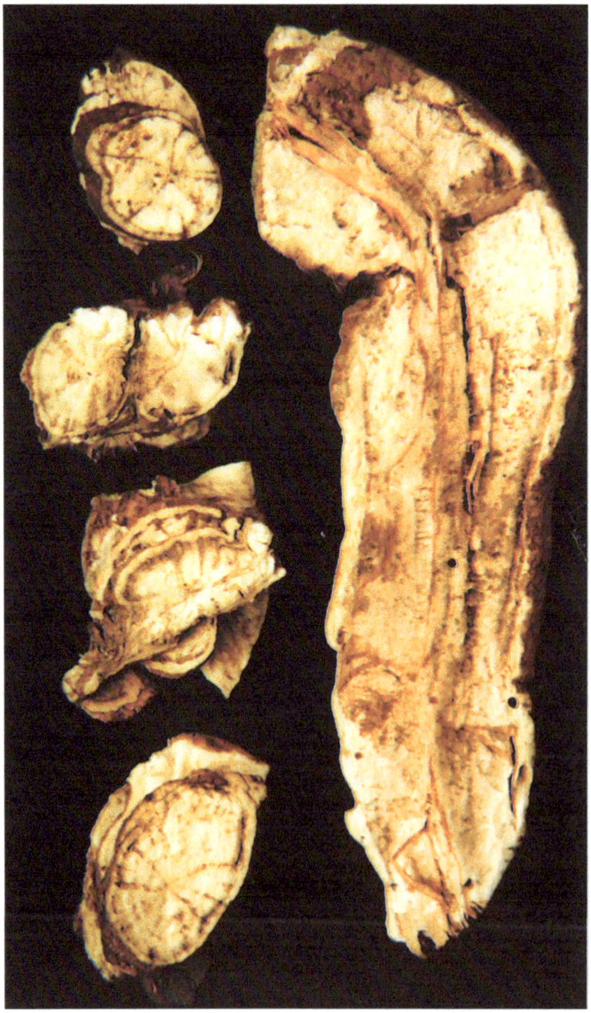

46 飞 廉

【别名】飞轻，飞廉蒿。

【来源】菊科植物丝毛飞廉 *Carduus crispus* L.。

【形态特征】二年生草本。茎直立，高 50 ~ 100 cm。主根肥厚，伸直或偏斜。茎直立，具纵条棱，并附有绿色间歇的刺齿状翼。叶互生；下部叶椭圆状披针形，羽状深裂，裂片边缘具刺，上面绿色。头状花序 2 ~ 3 枚生于枝端，总苞钟形，苞片多层；花全部为管状花，两性，紫红色；雄蕊 5 枚；雌蕊 1 枚。瘦果长椭圆形。花期 5—7 月。

【生境及分布】生于山野、草坡和路旁。分布于我国各地。

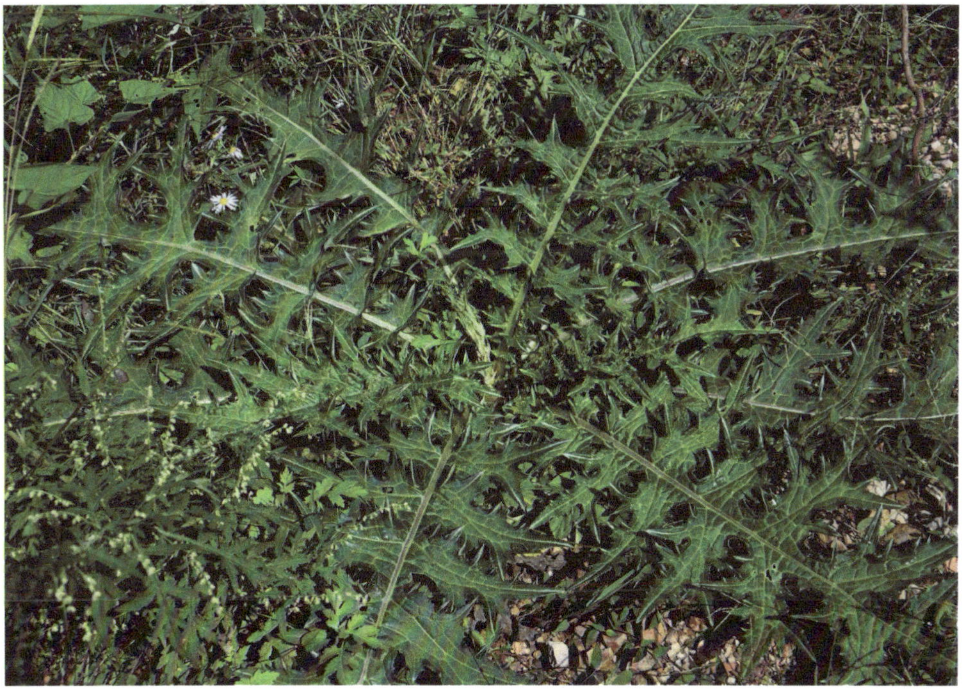

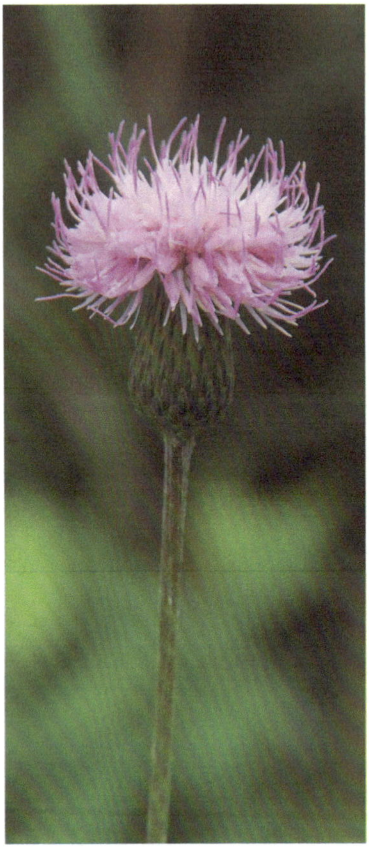
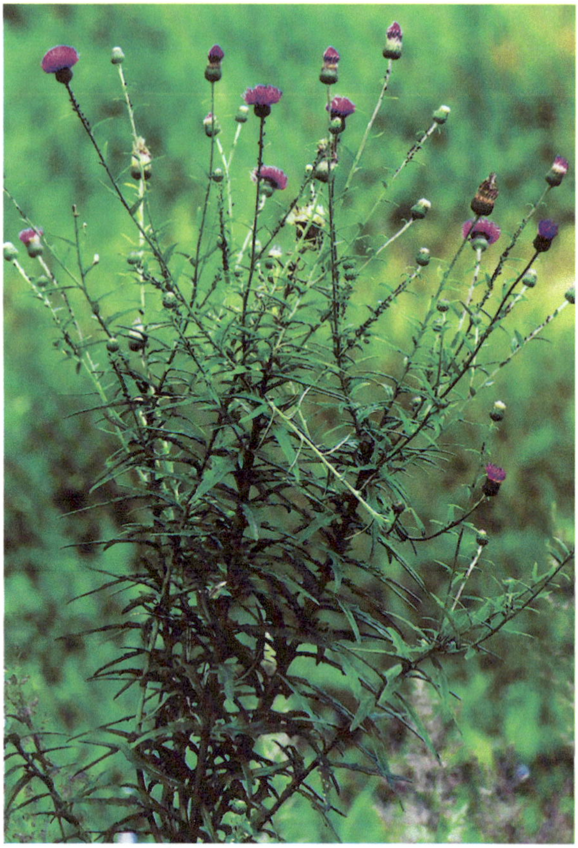

【药用部位及采收加工】药用全草或根、花。全草：春夏季采收全草，晒干备用。根：秋季挖根，鲜用或切成段晒干备用。花：开花期分批采花，阴干备用。

【性味功效】味微苦，性凉。清热，利湿，凉血，散瘀。

【单方验方】①治感冒发热：飞廉干花 9 g 或干根 15 g，银花 9 g，板蓝根 15 g，水煎服。②治风湿关节肿痛：飞廉 150 g，何首乌 45 g，白酒适量，浸泡 7 天，每次 1 盅，每日服 3 次。③治鼻衄，崩漏，尿血：飞廉、茜草、地榆各 9 g，水煎服。

【现代研究】药理研究显示，飞廉有提高冠状动脉血流量，保护心肌等作用。临床上用于治疗感冒，鼻出血，功能性子宫出血，尿血，风湿性关节炎和跌打损伤疼痛等。

47 飞天蜈蚣

【别名】土一枝蒿。

【来源】菊科植物云南蓍 *Achillea wilsoniana* Heimerl ex Hand. -Mazz.。

【形态特征】多年生草本，高 30 ~ 100 cm。茎有纵皱纹。叶互生，线形，2 ~ 3 回羽状深裂，裂片线形，基部半抱茎。头状花序排列成伞房状，簇生于枝端；边缘舌状花雌性，白色或淡粉红色；中央管状花两性，浅黄色。瘦果。花期 6—7 月。

【生境及分布】生于高山草丛及山坡阴凉处。分布于我国西南各地。

【药用部位及采收加工】药用全草。夏季采收，洗净，鲜用或晒干备用。

【性味功效】味辛、苦，性平；有小毒。活血止痛，消肿解毒。

【单方验方】①治跌打伤痛：飞天蜈蚣、铁筷子、见血飞、大血藤各 20 g，泡酒服。②治胃寒痛：飞天蜈蚣 0.6 ~ 0.9 g，嚼服。③治肢体末端疼痛：飞天蜈蚣、白花刺根各 10 g，酒水各半煎服，取药液外搽痛处。④治狗咬伤：飞天蜈蚣、野烟叶鲜品各适量，捣烂外敷。⑤治蛇咬伤：飞天蜈蚣、独脚莲、八角莲各 10 g，水煎服，药渣捣烂外敷伤处。

【现代研究】临床上飞天蜈蚣用于治疗急性乳腺炎，急性扁桃体炎，跌打损伤，风湿病筋骨疼痛，脉管炎，牙痛，狗咬伤和痛经等。

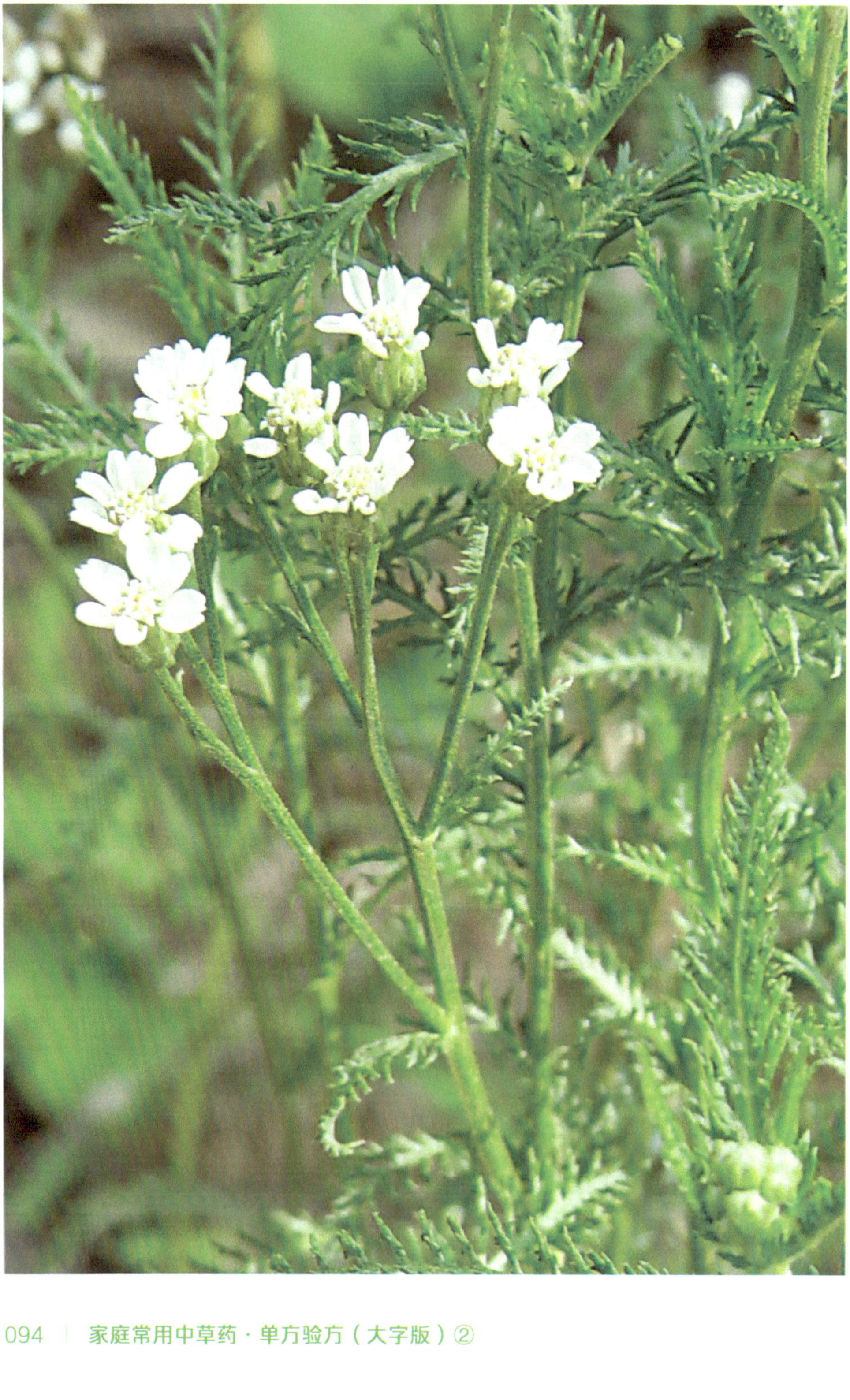

48　飞燕草

【别名】翠雀花。

【来源】毛茛科植物飞燕草 *Consolida ajacis* (L.) Schou。

【形态特征】一年生草本，高不及 1 m。枝少而上举。基生叶多具长柄，深裂几达基部，裂片再分裂为多数线状小裂片；上部叶无柄，亦具多数线状小裂片。总状花序极长，被薄小柔毛。花蓝色、青紫色、淡红色或白色，常为重瓣，萼片 5 片，阔而稍钝。蓇葖果，长 1～2 cm。

【生境及分布】多栽培于庭院。分布于我国大部分地区。

【药用部位及采收加工】药用根、种子。夏秋季采收，洗净，晒干备用或鲜用。

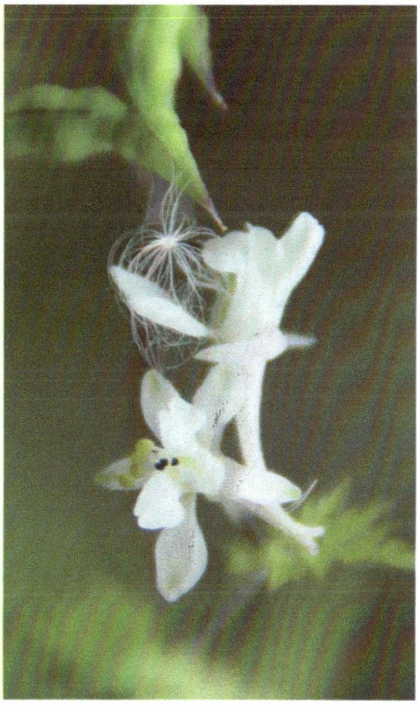

【性味功效】味苦、辛，性温。祛风解表，除湿，止泻。

【单方验方】①治风寒头痛：飞燕草 10 g，三角咪 20 g，水煎服。②治气虚多汗：飞燕草研末，每次油汤吞服 1～2 g。③治水泻：飞燕草 5 g，水煎服。④治皮肤瘙痒：飞燕草 10 g，泡酒外搽。

【现代研究】飞燕草种子含脂肪油，有杀虫作用。临床上用于治疗感冒发热咳嗽，体虚多汗，急性肠炎水样便，湿疹瘙痒等。

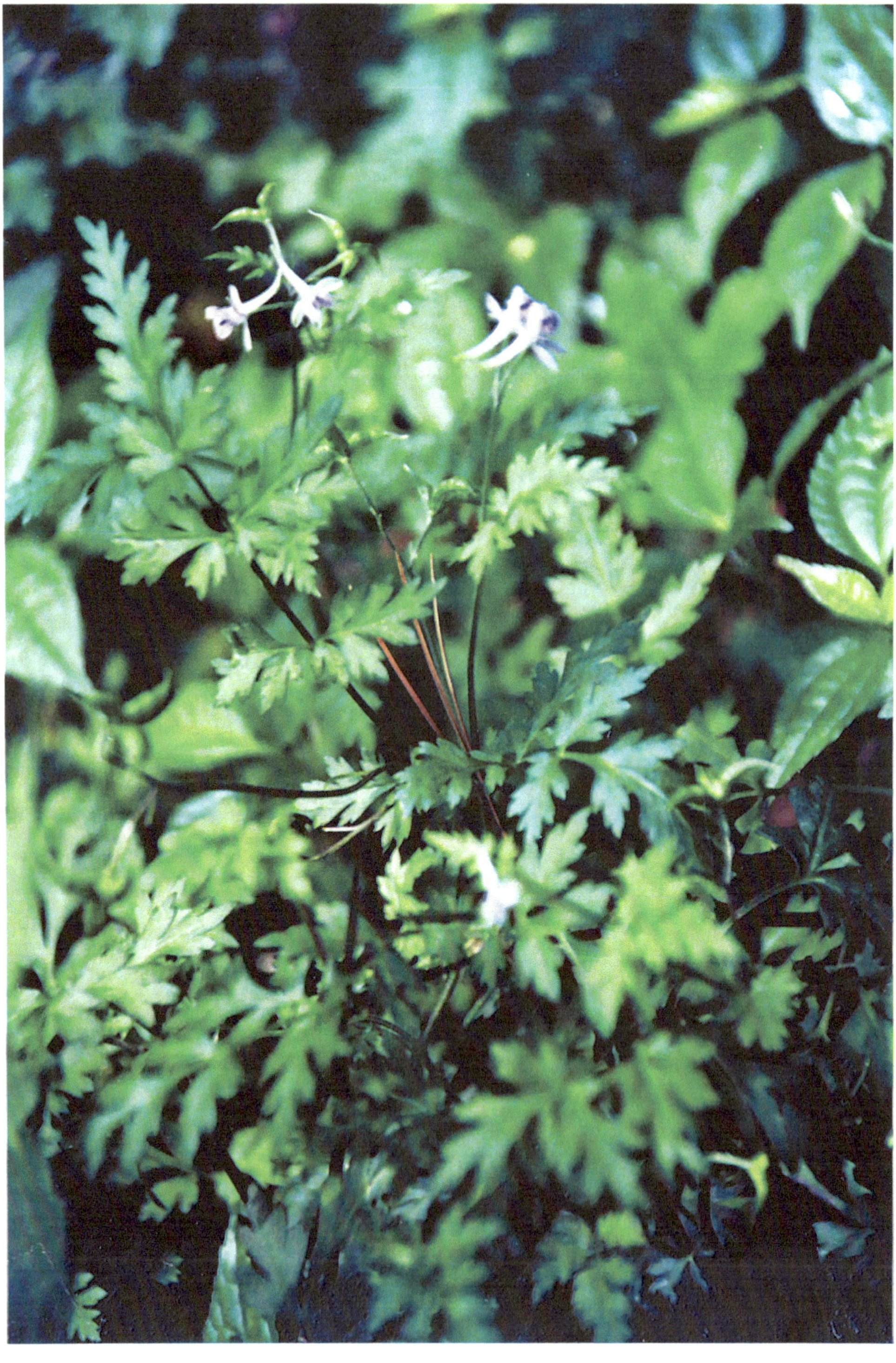

49　粉背蕨

【别名】花郎鸡，花叶猪鬃草，通经草。

【来源】中国蕨科植物粉背蕨 *Aleuritopteris argentea* (Gmél.) Fée。

【形态特征】陆生蕨类植物，植株高 15 ~ 25 cm。根茎短，斜升。叶簇生，叶柄有光泽，褐栗色，下部疏被披针形的鳞片。叶亚革质，三角状长圆形或三角状椭圆形，3 回羽状分裂，羽片对生，无柄，基部下侧一片最大，长圆披针形，先端渐尖，叶背面被白粉。孢子囊群较多；囊群盖连续，狭，膜质，黄绿色，全缘。

【生境及分布】生于山坡阴处或石隙处。分布于我国西南地区及广东、广西、江西、湖南等地。

【药用部位及采收加工】药用全草。夏、秋季采收，去净泥土，捆成小把，晒干备用。

【性味功效】味辛、甘，性平。活血调经，止咳，利湿，解毒消肿。

【单方验方】①治赤痢：粉背蕨 50 g，水煎，加白糖和服。②治痔疮便血：粉背蕨 50 g，同猪大肠炖服。③治百日咳：粉背蕨 25 g，水煎服。④治月经不调，经闭腹痛：粉背蕨 15 g，益母草 12 g，水煎服。

【现代研究】临床上粉背蕨用于治疗咳嗽，小儿腹泻，百日咳，淋病，白带，月经不调和跌打损伤等。

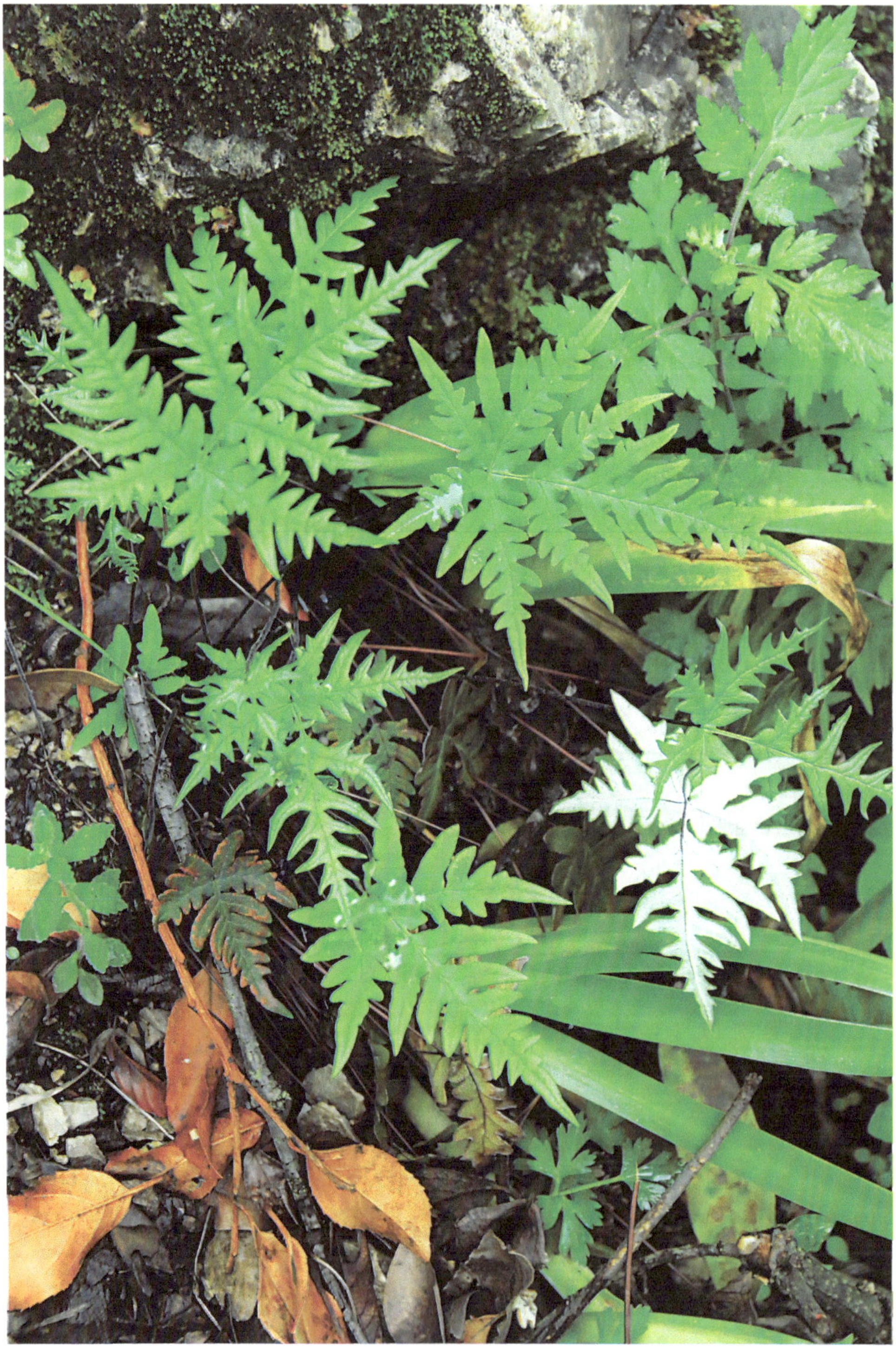

50　粉条儿菜

【别名】小肺筋草。

【来源】百合科植物粉条儿菜 *Aletris spicata* (Thunb.) Franch.。

【形态特征】多年生草本。根茎短，丛生纤维状须根。叶多数，基生，线形，质软，淡绿色。花茎自叶丛中生出，总状花序，疏生，花被黄绿色。雄蕊 6 枚，子房上位。蒴果。花期 5—6 月。

【生境及分布】生于低山地区阳光充足的空旷草地或山坡，适应性较强，耐旱，耐瘠，以疏松、排水性良好的黄泥夹沙土栽培为宜。分布于我国华东、中南、西南地区及河北、陕西、山西、甘肃等地。

【药用部位及采收加工】药用全草。5—6 月采收，去除枯叶，洗净，晒干备用。

【性味功效】味甘，性平。利水除湿，润肺杀虫。

【单方验方】①治瘰疬：粉条儿菜、虾脊兰各 30 g，炖肉吃。②治虫积腹痛：粉条儿菜、阳荷根各 10 g，水煎服。③治哮喘：粉条儿菜、岩豇豆、地蜂子各 30 g，水煎服。④治小便不利：粉条儿菜、车前草各 20 g，水煎服。⑤治盗汗：粉条儿菜、夜寒苏各 30 g，炖肉吃。

【现代研究】临床上粉条儿菜用于治疗哮喘，蛔虫腹痛，小便不畅，大便下血，感冒咳嗽等。

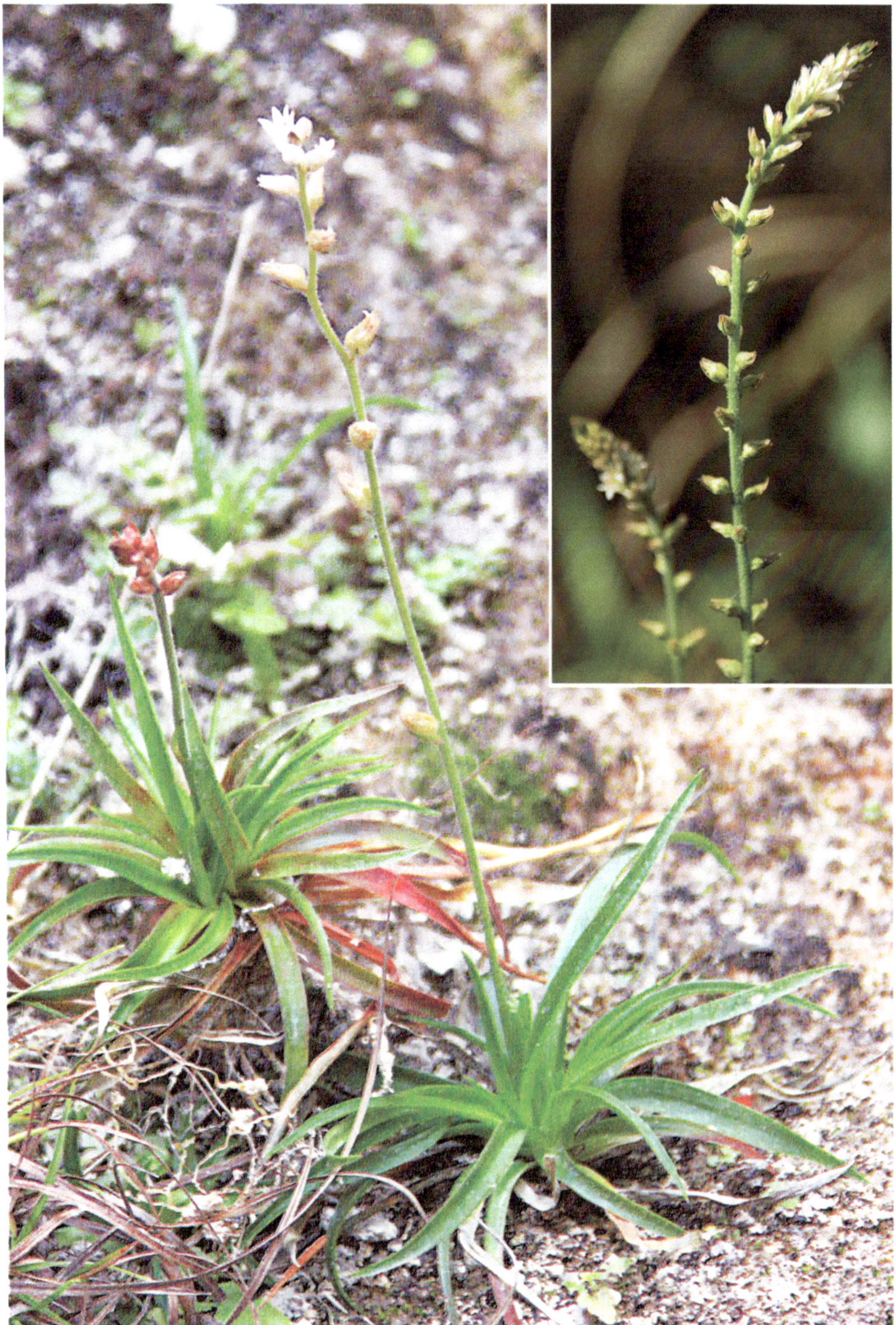

51　风轮菜

【别名】断血流。

【来源】唇形科植物风轮菜 *Clinopodium chinensis* (Benth.) O. Kuntze。

【形态特征】多年生草本，茎方形，多分枝，高 20 ~ 60 cm。全体被柔毛。叶对生，卵形，先端尖或钝，基部楔形，边缘有锯齿。花密集成轮伞花序，腋生或顶生；苞片线形、钻形，边缘有长缘毛；花萼筒状，绿色，具 5 枚齿，有 2 唇；花冠淡红色或紫红色，上唇半圆形；雄蕊 2 枚，花柱着生子房底。小坚果宽卵形，棕黄色。

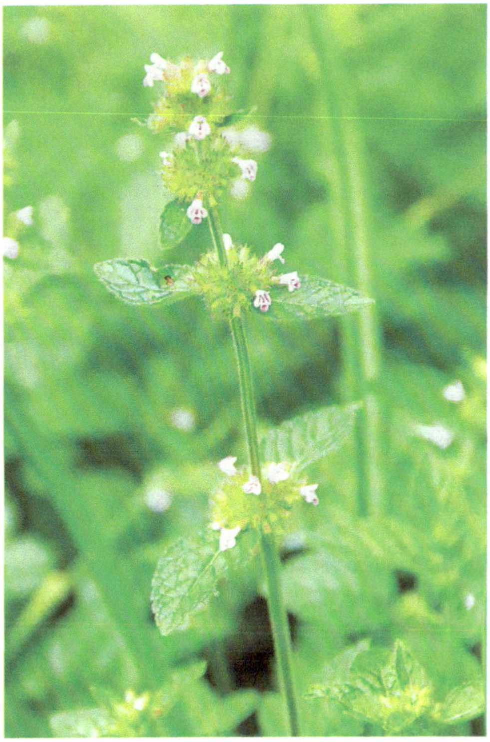

【生境及分布】生于低山地区阳光充足的草地、山坡、路旁。分布于我国东北、华东以及西南各地。

【药用部位及采收加工】药用地上部分。秋季采收，割取地上部分，除去泥沙，洗净，晒干备用。

【性味功效】味辛，性凉。凉血止血，清热解毒。

【单方验方】①治崩漏、尿血、鼻衄：风轮菜鲜草 20~30 g，水煎服。②治咯血、吐血、崩漏：风轮菜 30 ~ 50 g，水煎服；

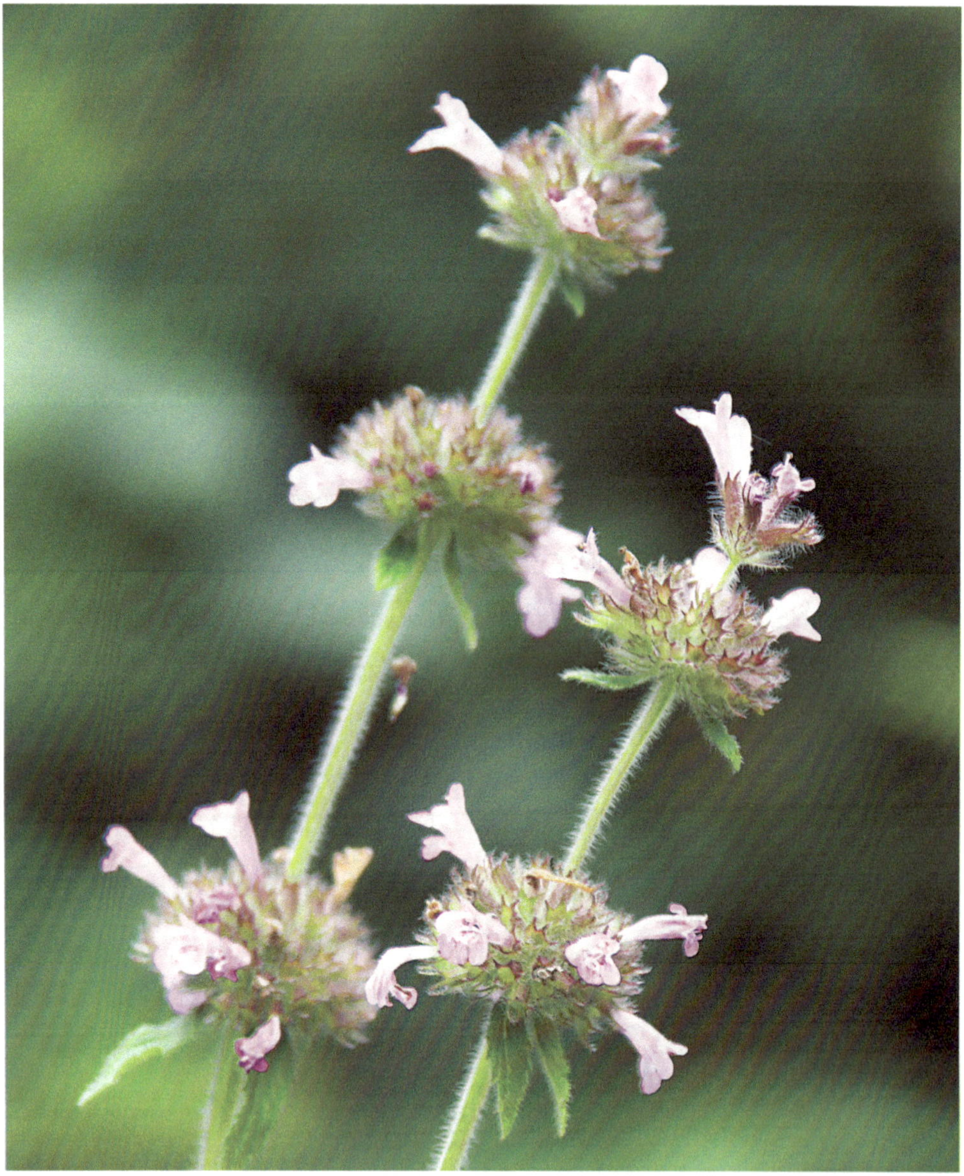

或风轮菜丸剂，每日 2 ~ 3 次，每次 6 ~ 9 g，内服。③治感冒：风轮菜 15 g，柴胡 9 g，水煎服。④治腹痛：风轮菜 30 g，水煎服。

【现代研究】药理研究显示，风轮菜有止血，抑菌，消炎和降血压等作用。临床上用于治疗黄疸型肝炎，胆囊炎，急性结膜炎，多种出血以及感冒等。

52 枫　树

【别名】路路通，枫香树叶，枫香脂。

【来源】金缕梅科植物枫香树 *Liquidambar formosana* Hance。

【形态特征】落叶乔木，高 20 ~ 40 m。树干直，皮灰褐色，不规则裂开。单叶互生；叶片轮廓宽卵形，基部心形，常掌状裂，裂片卵状三角形，先端长、锐尖，边缘有细锯齿，上面深绿色，下面淡绿色。花淡黄绿色，单性同株；雄花葇荑花序，雄蕊多数；雌花 20 ~ 40 朵。蒴果集生成球形果序，种子多数。花期 3—4 月，果期 9—10 月。

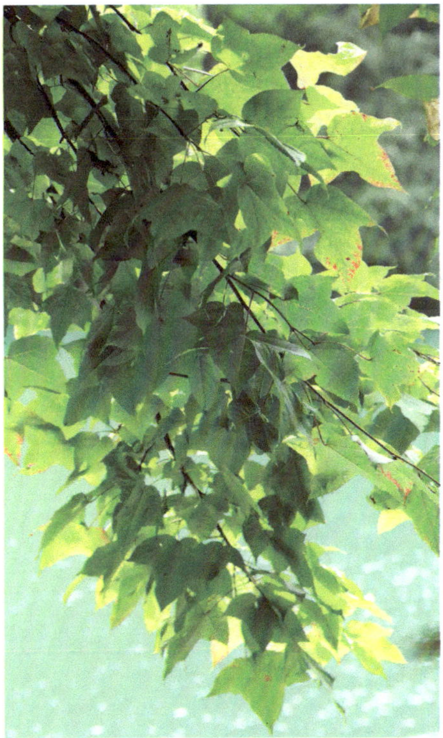

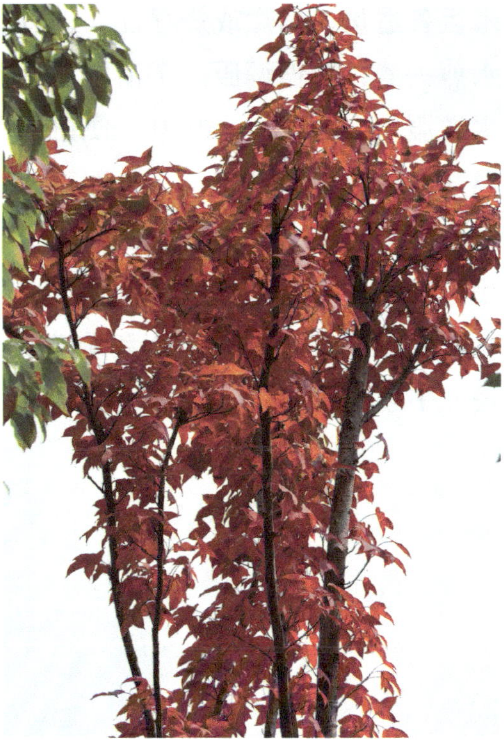

【生境及分布】生于平原及丘陵地带常绿阔叶林中。分布于我国秦岭及淮河以南地区。

【药用部位及采收加工】药用果实，叶片，树脂。果实（药名为“路路通”）：冬季采收，除去杂质，洗净，晒干备用。叶片：春夏季采摘，洗净，晒干备用或鲜用。树脂（药名为“枫香脂”）：选择生长 20 年以上的粗壮大树，7—8 月凿开树皮，每隔 15 ~ 20 cm 交错凿开一洞，11 月至次年 3 月收集流出的树脂，晒干或自然干燥备用。

【性味功效】果实：味辛，性平。祛风除湿，通络行水。叶：味辛、苦，性平。清热解毒消痈，止血。

【单方验方】①治风湿关节痛：枫树果、追风伞各 20 g，水煎内服又外用浸洗。②治水肿：枫树果、玉米须、葵花秆芯各 10 g，水煎服。③治胃痛：枫香脂研末，每次吞服 2 ~ 5 g。④治荨麻疹：枫树果、虎耳草各 10 g，水煎内服又外洗。⑤治痈疽发背：枫树幼叶、老米饭各适量，捣烂或烧存性，外敷患处。⑥治痢疾：枫树嫩叶 30 g，水煎去渣，白糖调服。⑦治中暑：枫树嫩叶 9 g，洗净，捣烂，温开水送服。⑧治衄血、吐血、便血：枫树叶（烧存性）、枫香脂各 3 g，温开水冲服。

【现代研究】药理研究显示，枫树果实有解热，止痛和抗炎等作用。叶有止血作用。临床上果实用于治疗急性胃肠炎，小儿消化不良，风湿性关节炎，风疹和湿疹皮肤瘙痒等。叶用于治疗急性胃肠炎，中暑，痈疮和消化道出血等。

53　枫　杨

【别名】枫柳皮，麻柳。

【来源】胡桃科植物枫杨 *Pterocarya stenoptera* C. DC.。

【形态特征】落叶大乔木，高达 30 m。树皮灰褐色，纵裂。小枝灰色，有毛，皮孔明显。双数或稀单数羽状复叶互生，叶轴有翅，小叶对生，10～24 片；叶片长圆形，先端钝或尖，基部圆，边缘有锯齿。花黄绿色，单性，雌雄异株；雄花序葇荑状，花被片 1～2 片，雄蕊 6 枚或更多；雌花序穗状，花被片 4 片，子房 1 室，花柱 2 枚。小坚果，有窄翅。

【生境及分布】生于原野、溪边及河岸。喜温暖湿润气候，较耐寒，怕霜冻，耐旱又耐湿，喜光，稍耐阴，在酸性或微碱性土壤中均能生长。分布于我国西南及长江流域多数地区。

【药用部位及采收加工】药用树皮。夏、秋季剥取树皮，鲜用或晒干备用。

【性味功效】味辛、苦，性温；有小毒。杀虫止痒，利尿消肿。

【单方验方】①治牙痛：枫杨皮适量，捣烂，塞痛处。②治疥癣：枫杨皮、羊蹄根、黎辣根各适量，酒精浸泡，涂搽患处。③治烫伤：枫杨皮、地榆根各适量，醋浸泡，局部外搽。

【现代研究】临床上枫杨用于治疗龋齿牙痛，疥疮，皮肤癣疮和烧烫伤等。

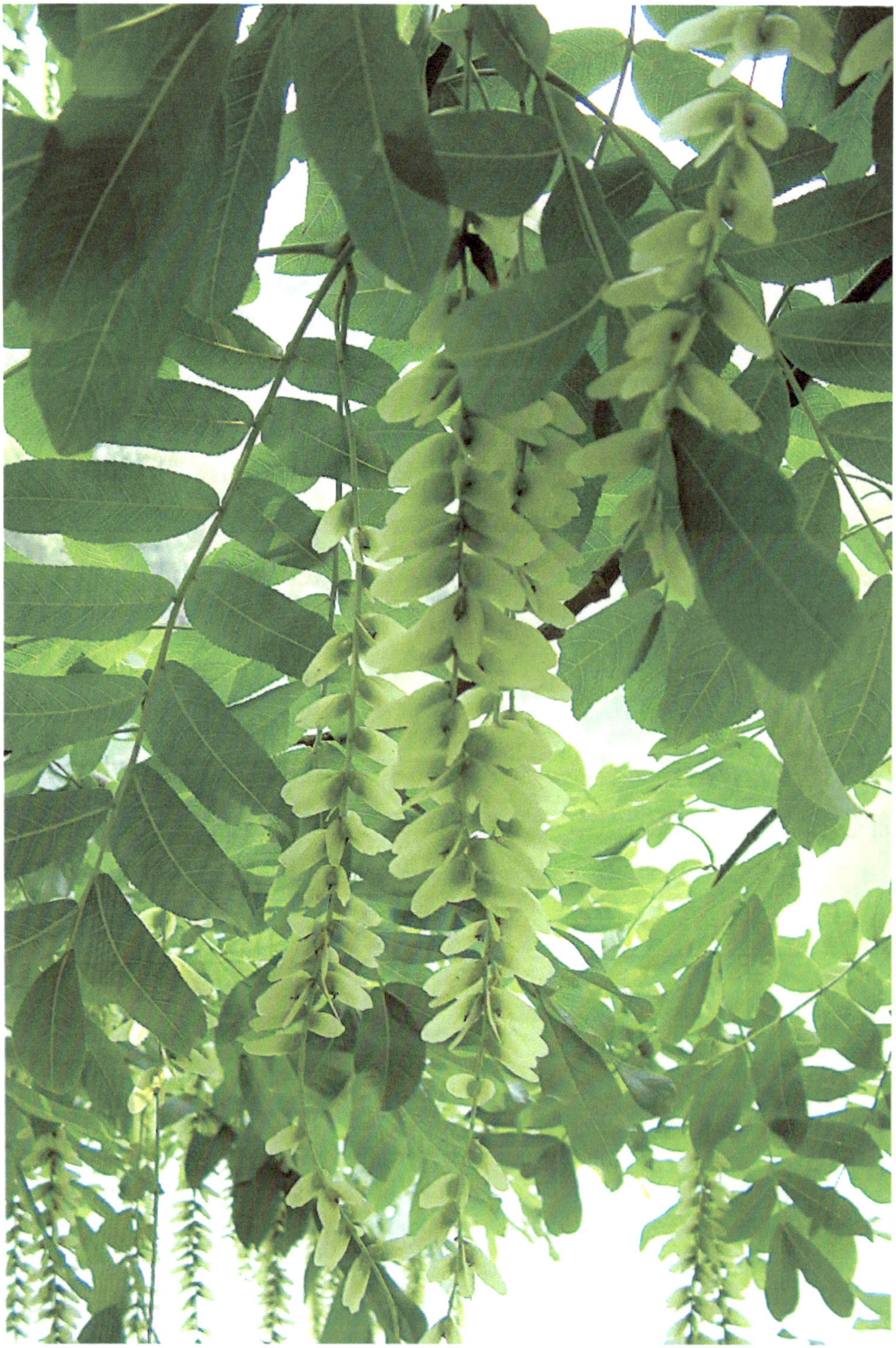

54 凤尾草

【别名】凤尾蕨。

【来源】凤尾蕨科植物凤尾草 *Pteris multifida* Poir.。

【形态特征】多年生草本。高 30～70 cm，根状茎短，直立，顶端密被深褐色钻形鳞片。叶丛生，叶柄长 15～25 cm，光滑无毛。孢子叶 1 回羽状全裂；下部叶片 2～3 叉，羽片条形，先端渐尖，不育，边缘锯齿状，向下为全缘。营养叶的小羽片较宽，边缘有细尖锯齿。孢子囊群沿叶背边缘连续着生，囊群盖灰色，膜质，全缘。

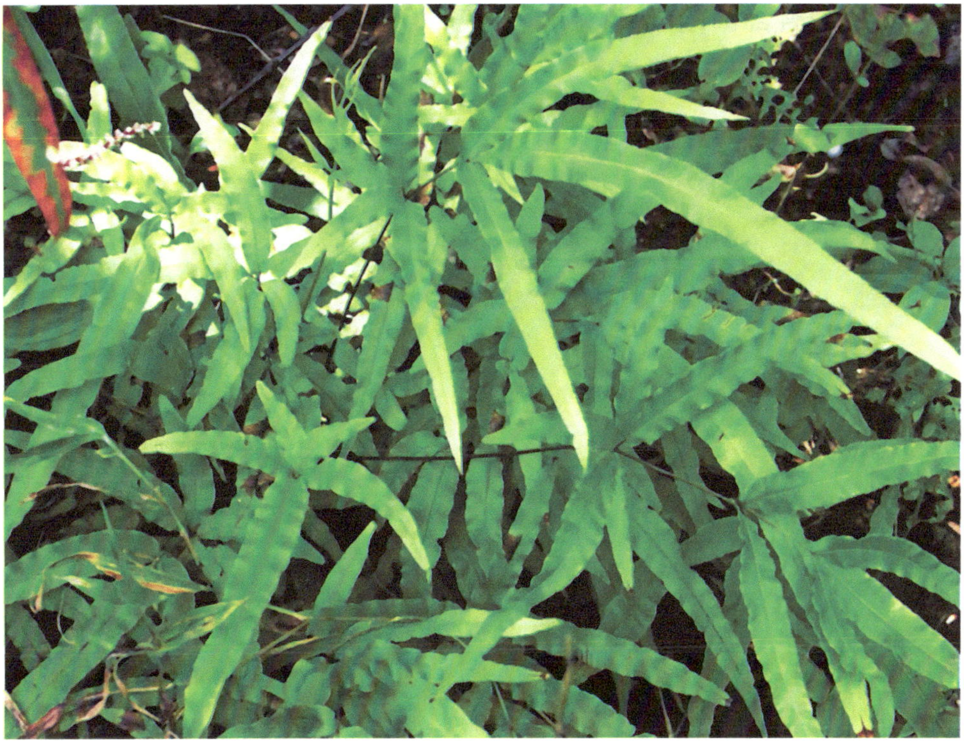

【生境及分布】生于半阴湿处的石缝和灌木林下。适应性较强，耐旱，耐瘠，在疏松、排水性好的砂土中生长良好。分布于我国长江流域以南各地。

【药用部位及采收加工】药用全草。全年可采收，除去泥沙及杂质，洗净，晒干备用。

【性味功效】味苦、淡，性寒。清热利湿，消肿止痛。

【单方验方】①治湿热泄泻：凤尾草 30 g，铁苋菜、地锦草各 15 g，水煎服。②治胁痛、口苦：凤尾草 60 g，虎杖 15 g，蔊菜 30 g，水煎服。③治湿热淋证，小便频急：凤尾草、白茅根、蒲公英、石韦、车前草各 15 g，水煎服。④治咳嗽、咯血：凤尾草、猪鬃草各 30 g，三匹风、大茅香各 10 g，水煎服。

【现代研究】药理研究显示，凤尾草对钩端螺旋体、金黄色葡萄球菌、大肠杆菌、人体结核杆菌等有抑制作用。临床上用于治疗传染性肝炎，急性细菌性痢疾，尿路感染，急性膀胱炎和尿道炎等。

55　凤仙透骨草

【别名】凤仙花，透骨草，急性子。

【来源】凤仙花科植物凤仙 *Impatiens balsamina* L.。

【形态特征】一年生直立草本，高 40 ~ 100 cm。茎粗壮，肉质。叶互生；披针形，长 10 cm 左右，先端长尖，边缘有深锯齿，基部楔形；叶柄有腺体。花两性，腋生，粉红色、红色、紫色、白色或杂色，单瓣或重瓣；萼 3 枚；花瓣 5 瓣；雄蕊 5 枚。蒴果被柔毛，熟后弹裂而成 5 枚旋卷的果瓣。种子多数，球形，黑色。花期 6—8 月，果期 9 月。

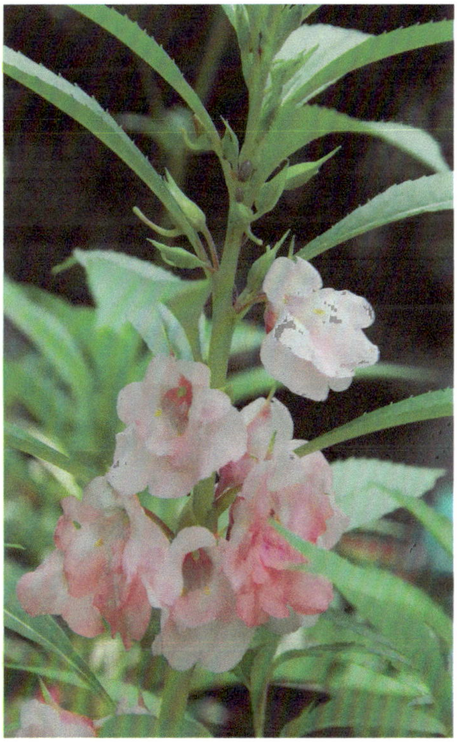

【生境及分布】生于荒坡草地。喜温暖湿润气候，以排水良好的砂质土壤或砂土栽培为宜。分布于我国多数地区。

【药用部位及采收加工】药用花、茎、种子和根。花：开花时节，下午采收，除去杂质，晾干备用。茎：夏秋季种子成熟时采收，除去叶及细枝，晒干备用。种子：秋季果实成熟时采收，除去果皮和杂质，晒干备用。根：全年可采，将根挖出，除去泥土、须根，洗净，切碎，晒干备用。

【性味功效】花、种子、茎：味辛、苦，性温。祛风除湿，活血止痛。根：利湿止带。

【单方验方】①治风湿关节痛：凤仙透骨草花、防风、苍术、黄柏各 9 g，鸡血藤 15 g，牛膝 12 g，水煎服。②治血滞闭经腹痛：凤仙透骨草花 12 g，桃仁、红花各 6 g，水煎服。③治带下：凤仙透骨草根、乌贼骨各 30 g，水煎服。④治胎衣不下：凤仙透骨草种子 6 g，炒黄，研末，黄酒温服。⑤治单双乳蛾：凤仙透骨草种子研末，用纸管取末吹入咽喉，闭口含之，每日 2～3 次。⑥治血滞闭经腹痛：凤仙透骨草种子 9 g，捣碎，加红糖适量，水煎服。⑦治风湿关节痛：凤仙透骨草茎、木瓜各 15 g，威灵仙 12 g，桑枝 30 g，水煎服。⑧治筋骨关节肌肤冷痛：凤仙透骨草鲜茎捣烂取汁，与老姜汁、蒜汁、葱汁、韭汁各等份，熬膏，蓖麻油同黄蜡收起，烘热敷贴患处。⑨治跌打损伤：凤仙透骨草茎、当归、赤芍各 9 g，水煎服；或用凤仙透骨草鲜茎适量，捣烂敷患处。

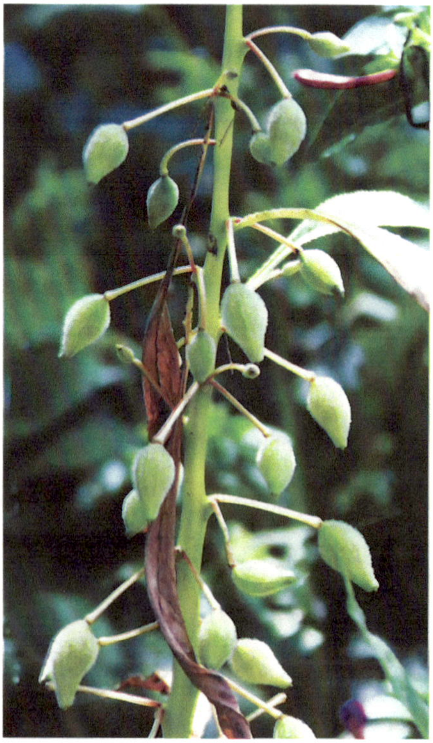

【现代研究】药理研究显示，凤仙透骨草花有抑制金黄色葡萄球菌、溶血性链球菌、铜绿假单胞菌的作用。临床上用于治疗风湿病肢体痿废，跌打损伤，产后腹痛，骨折，痈疖疔疮，鹅掌风，灰指甲和蛇咬伤等。种子有抗生育，兴奋子宫平滑肌和抗菌等作用。临床上用于治疗闭经，痛经，产后腹痛，噎膈，小儿消化不良，龋齿和疮疡肿痛等。凤仙透骨草根、茎用于治疗风湿病关节痛，跌打损伤肿痛，痛经，闭经，痈疮，丹毒，鹅掌风和虫蛇咬伤等。

56 扶芳藤

【别名】岩青藤，过墙风。

【来源】卫矛科植物扶芳藤 *Euonymus fortunei* (Turcz.) Hand. -Mazz.。

【形态特征】常绿或半常绿灌木，匍匐或攀缘，高约 150 cm，枝上通常生长细根并具小瘤状突起。单叶对生，具短柄，叶片薄革质，椭圆形至椭圆状卵形，先端尖或短锐尖，基部阔楔形；边缘具细锯齿。聚伞花序腋生，萼片 4 片；花瓣 4 瓣，绿白色，单性；子房上位。蒴果球形。花期 6—7 月，果期 9—10 月。

【生境及分布】生于林缘或攀缘于树、墙壁上。喜阴凉湿润气候，以富含腐殖质而肥沃的砂壤土栽培为宜。分布于我国中南、西南地区和山东、陕西等地。

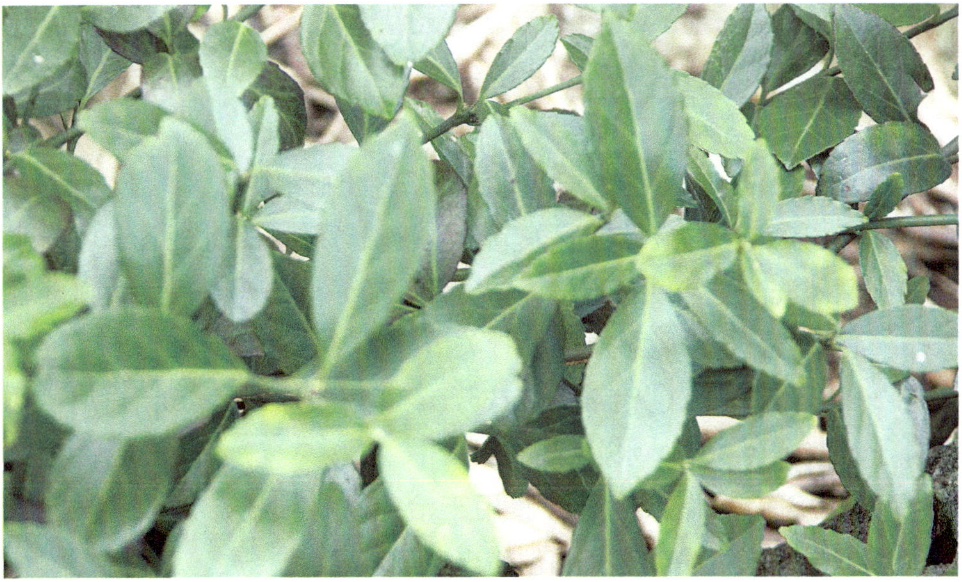

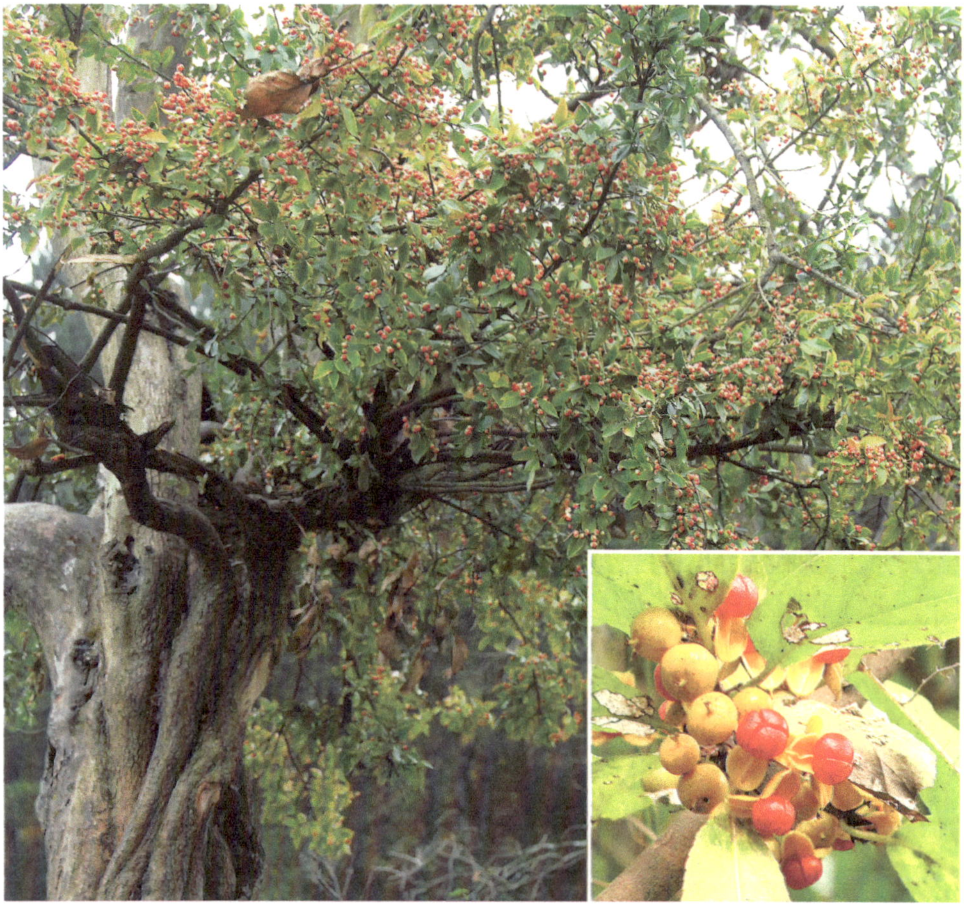

【药用部位及采收加工】药用全株。全年可采收，清除杂质，切碎，晒干备用。

【性味功效】味辛，性平。舒筋活络，止血消肿。

【单方验方】①治骨折后关节强直：扶芳藤、玉枇杷各 30 g，水煎内服又外洗。②治跌打损伤：扶芳藤、羊角藤、马鞍藤、大血藤各 20 g，泡酒服。③治风湿痹证筋骨关节疼痛：扶芳藤、红禾麻、透骨香各 20 g，水煎服。④治咯血：扶芳藤 30 g，水煎服。⑤治血崩：扶芳藤、石灰菜各 30 g，水煎服。

【现代研究】临床上扶芳藤用于治疗跌打损伤，月经不调，骨折，腹泻，风湿病关节疼痛和创伤出血等。

57　芙蓉花

【别名】木芙蓉。

【来源】锦葵科植物木芙蓉 *Hibiscus mutabilis* L.。

【形态特征】落叶灌木或小乔木，高达 5 m。枝、叶柄、花梗和花萼均密被星状短柔毛与细绵毛。叶大型，阔卵形至圆卵形，常 5～7 裂，先端尖，基部心形，边缘具波状齿，上下被星状毛，主脉 7～11 条。花生枝端叶腋间，花色初开时白色、粉红色，至午后变为深红色；花萼钟形 5 裂；花单瓣或重瓣；雄蕊多数；柱头 5 裂。蒴果

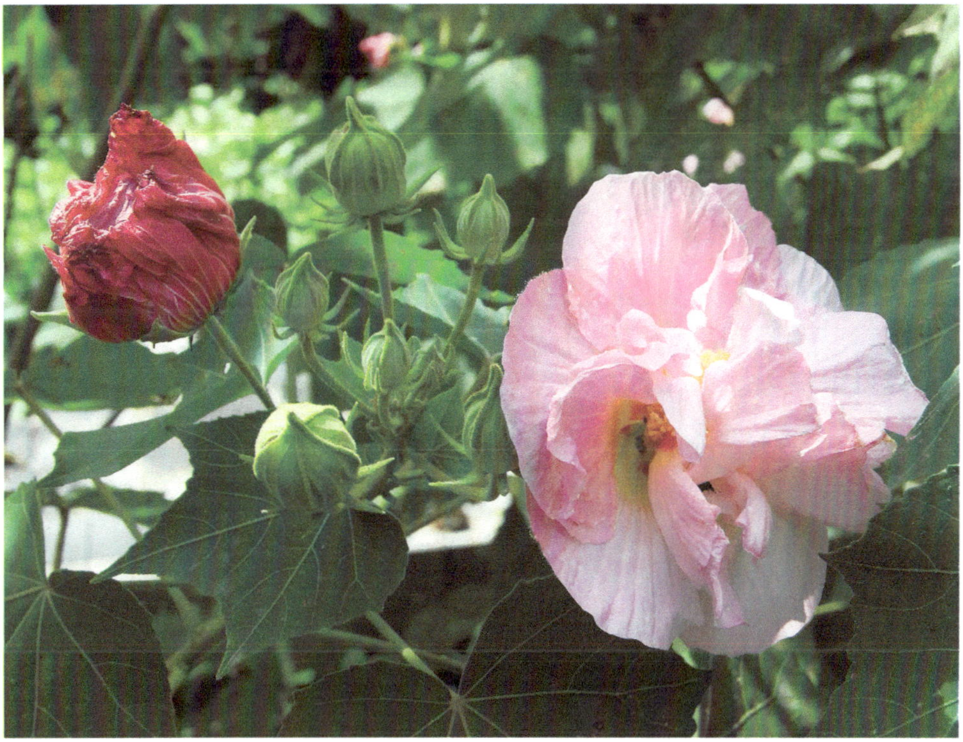

球形，直径约 2.5 cm，被淡黄色刚毛和绵毛；种子肾形，背面被长柔毛。花期 8—11 月。

【生境及分布】多栽植于路旁及庭院。喜阳光充足的温暖湿润气候，不耐干旱，以排水良好的砂壤土栽培为宜。我国各地均有栽培，亦有野生。

【药用部位及采收加工】药用花。8—10 月采摘初开放的花朵，晒干或烘干备用。

【性味功效】味甘、微苦，性凉。清热解毒，凉血止血，消肿排脓。

【单方验方】①治痈疽肿毒：鲜芙蓉花适量，水煎洗。②治蛇头疔，天蛇毒：鲜芙蓉花 60 g，冬蜜 15 g，捣烂敷患处，每日换 2～3 次。③治开水烫伤：芙蓉花适量，研末，麻油调搽患处。④治虚痨咳嗽：芙蓉花 60～120 g，鹿衔草 30 g，黄糖 60 g，炖猪心、肺吃，无糖时加盐亦可。

【现代研究】临床上用于治疗皮肤化脓性感染，久病咳嗽，虫蛇咬伤，跌打损伤，月经不调，肠炎腹泻腹痛和烧烫伤等。

58　佛手柑

【别名】佛手，五指柑。

【来源】芸香科植物佛手 *Citrus medica* L. var. *sarcodactylis* (Noot.) Swingle。

【形态特征】常绿小乔木或灌木，高 3~4 m。枝上有短而硬的刺，嫩枝幼时紫红色。叶大互生，长椭圆形或矩圆形，先端圆钝，基部阔楔形，边缘有锯齿；叶柄短。圆锥花序或为腋生的花束，雄花较多，丛生，萼钟状，先端 5 片；花瓣 5 瓣，内白色外紫色；雄蕊 30 枚以上；雌花子房上部渐狭，10 ~ 13 室。柑果卵形或矩圆形，顶端分裂如拳或张开如指，外皮鲜黄色。花期 4—6 月。

【生境及分布】喜温暖湿润气候，怕严霜、怕干旱，耐阴、耐瘠、耐涝。以土层深厚、富含腐殖质、疏松肥沃、排水良好的微酸性土壤栽培为宜。分布于广东、广西、福建、云南、四川、浙江及安徽等地。

【药用部位及采收加工】药用果实。秋季分批采收，果皮由绿变黄时，剪刀剪下，选晴天，将果实顺向切成 4 ~ 7 mm 的薄片，晒干或烘干备用。

【性味功效】味辛、苦、酸，性微温。疏肝理气，和胃止痛。

【单方验方】①治肝郁胸胁胀痛、胃痛：佛手柑 12 g，柴胡、香附、郁金各 10 g，水煎服。②治脘腹痞满、呕恶食少：佛手柑 12 g，木香、香附、砂仁各 6 g，水煎服。③治胸闷、咳嗽日久不愈：佛手柑 12 g，丝瓜络、瓜蒌皮、陈皮各 6 g，水煎服。

【现代研究】药理研究显示，佛手柑有祛痰平喘，扩张冠状血管，增加冠状动脉血流量，抑制神经中枢和镇痛等作用，还能促进消化液分泌，抗肿瘤，杀灭钉螺。临床上用于治疗食欲不振，慢性胃炎，胃神经痛，慢性气管炎，小儿传染性肝炎及人工流产术后阴道出血等。

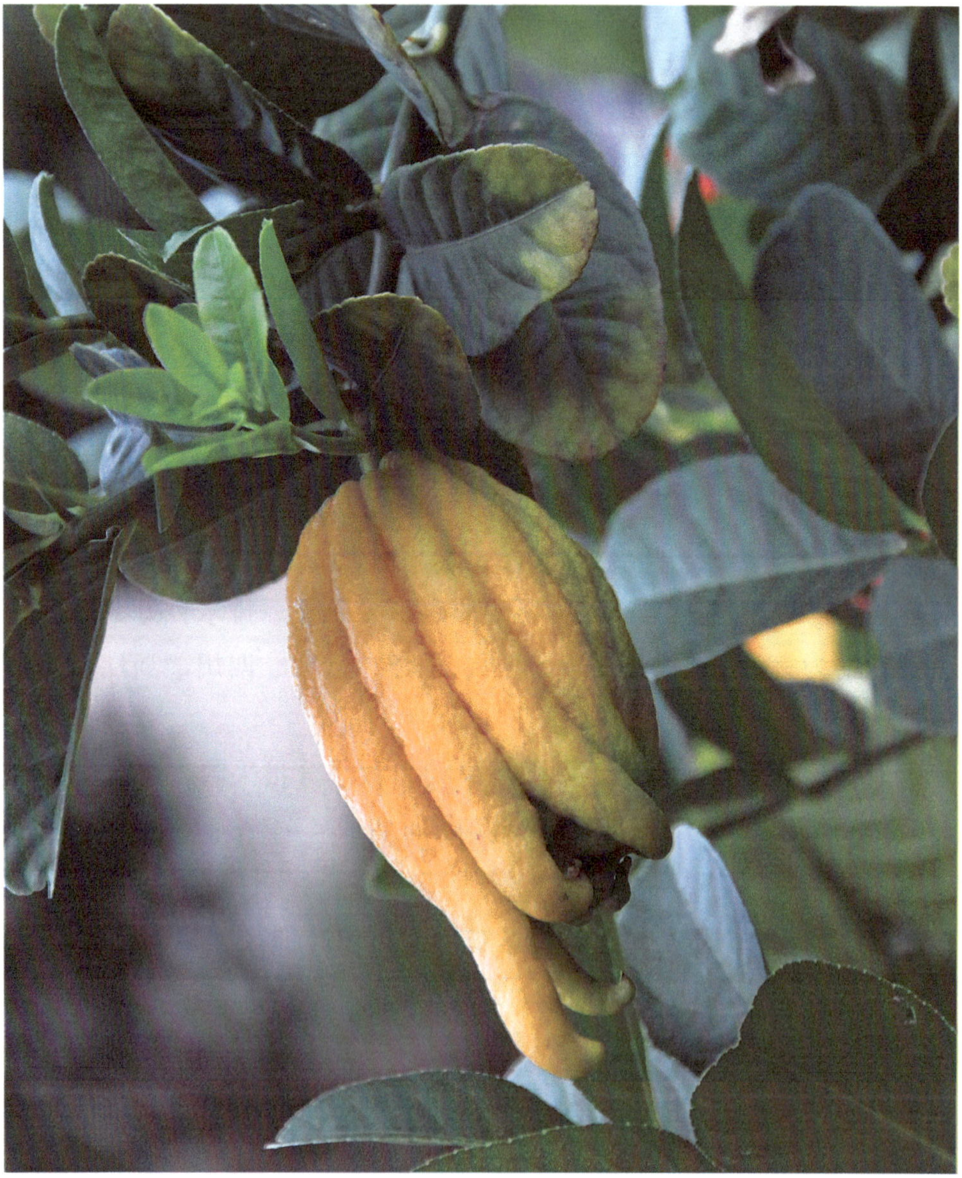

59 佛座草

【别名】宝盖草。

【来源】唇形科植物宝盖草 *Lamium amplexicaule* L.。

【形态特征】一年生直立草本。茎柔弱，方形，常带紫色，被有倒生的稀疏毛，高 10 ~ 60 cm。叶肾形或圆形，基部心形或近圆形，边缘有圆齿或小齿，两面均被毛；根出叶有柄，茎生叶无柄，基部抱茎。轮状花序腋生，每花轮有花数朵，腋生。小坚果长圆形，具 3 条棱，黑褐色。花期 3—4 月，果期 6 月。

【生境及分布】生长在路旁、田埂或荒地上。分布于我国南北各地。

【药用部位及采收加工】药用全草。5—6 月采收，除去泥沙及杂质，洗净，晒干备用。

【性味功效】味辛、苦，性微温。活血散瘀，解毒消肿。

【单方验方】①治痤疮：佛座草、嫩益母草、红浮萍、山冬青叶各等量，泡酒外擦。②治无名肿毒：佛座草 15 g，水煎服。③治跌打损伤、红肿疼痛：佛座草、苎麻根、大戟各等份，加鸡蛋清、蜂蜜共捣碎，外敷伤处，每日一换。④治瘰疬肿痛：佛座草 60 ~ 90 g，鸡蛋 2 ~ 3 个，同煮，去蛋壳后，继续煮半小时，吃蛋饮汤。

【现代研究】临床上佛座草用于治疗跌打损伤，筋骨疼痛，骨折，黄疸型肝炎，面神经麻痹，鼻渊头痛和湿疹等。

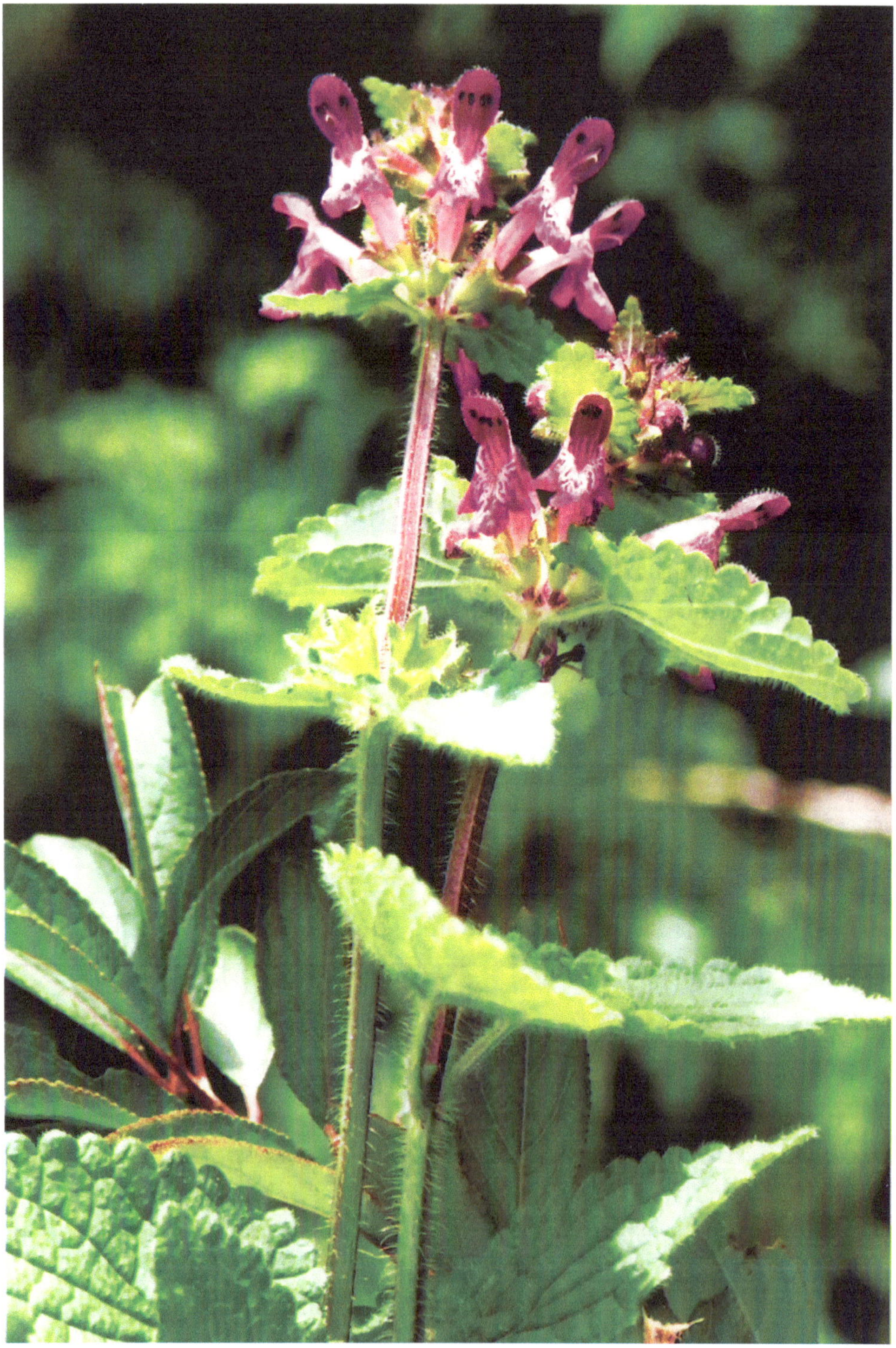

60 茯 苓

【别名】茯菟，茯灵。

【来源】多孔菌科真菌茯苓 *Poria cocos* (Schw.) Wolf。

【形态特征】菌核体为不规则块状，球形、扁形、长圆形或长椭圆形不等，大小不一。表面浅灰棕色或黑棕色，瘤体皱缩，内部白色稍带粉红色，由无数菌丝组成。子实体伞形，口缘稍有齿，蜂窝状，

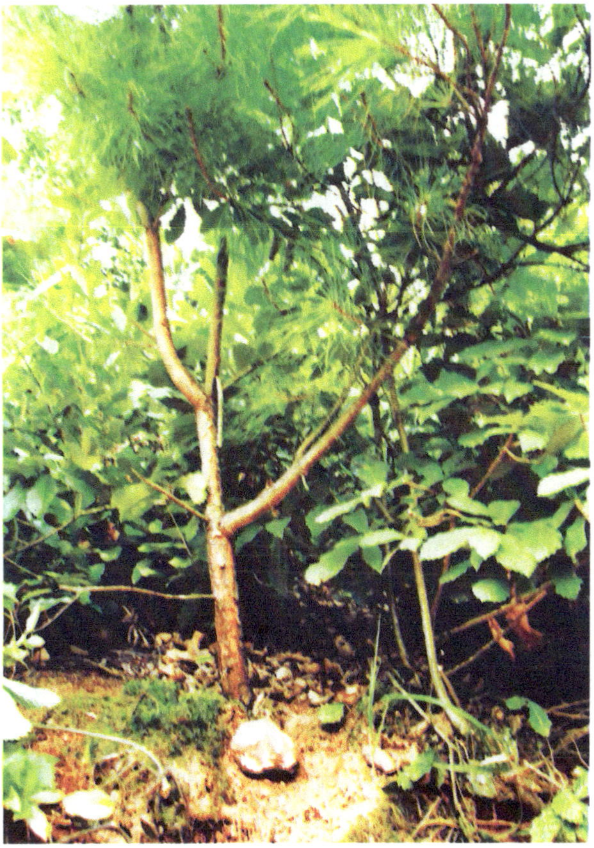

通常附着在菌核的外皮上生长，初白色，后转为淡棕色；担子棒状，担孢子椭圆形至圆柱形，平滑，无色。

【生境及分布】寄生于红松或马尾松等树根上。多生于气候温暖、通风、干燥、阳光充足的松树林中。分布于我国华中、华北、华南、西南和华东等地区。

【药用部位及采收加工】药用菌核。野生品种于 7 月至次年 3 月到松林中挖取，挖取后洗净泥

土，堆置于屋角不通风处，下面铺垫松毛或稻草 1 层，上盖麻袋使其“发汗”，析出水分，取出，擦净水珠，摊放于阴凉处，表面干燥后再行“发汗”，如此反复 2～3 次，再放置于阴凉处至全干，备用。

【性味功效】味甘、淡，性平。利水渗湿，健脾宁心。

【单方验方】①治水肿、小便不利：茯苓、猪苓、白术、泽泻各 10 g，水煎服。②治脾肾阳虚水肿：附子（制）6 g，茯苓、白术、生姜各 10 g，水煎服。③治脾胃虚弱食少纳呆，倦怠乏力：人参 5 g，白术 12 g，茯苓 10 g，甘草 3～5 g，水煎服。④治心脾两虚失眠、健忘：人参 5 g，当归、茯苓各 12 g，酸枣仁 20 g，水煎服。

【现代研究】药理研究显示，茯苓有明显的利尿，促进机体水盐代谢，镇静，促进体液免疫，提高 T 淋巴细胞增殖反应和白细胞介素 -2 活性，提高巨噬细胞的吞噬功能等作用。临床上用于治疗小儿肾病综合征，肾炎水肿，慢性精神分裂症，婴幼儿腹泻及部分肿瘤性疾病等。

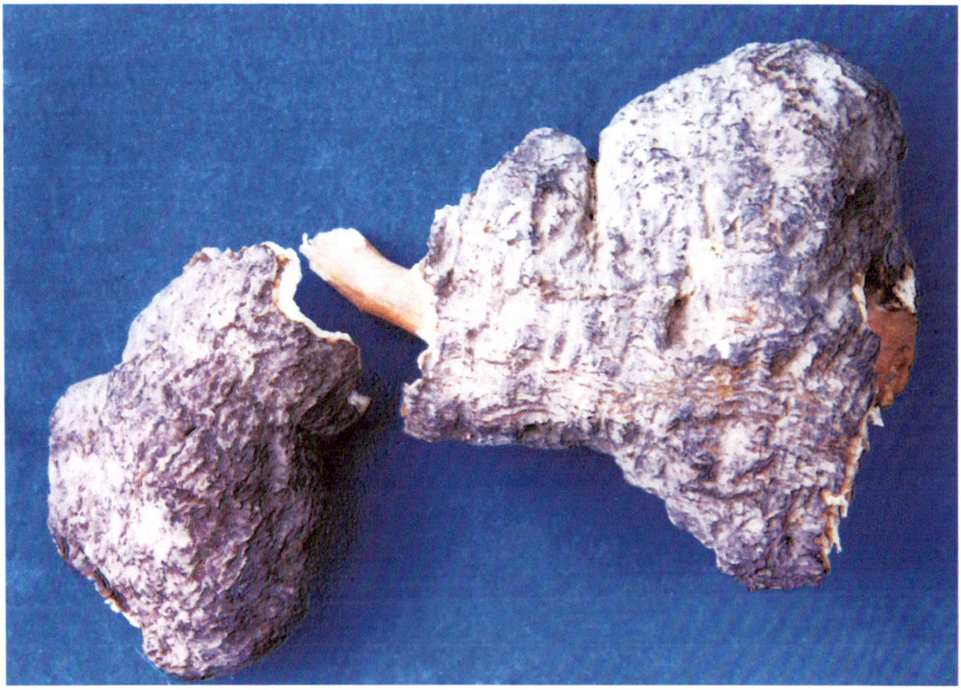

61 浮 萍

【别名】青萍。

【来源】浮萍科植物浮萍 *Lemna minor* L.。

【形态特征】浮生小草本，根 1 条，纤细，根鞘无翅，根冠钝圆或截切状。叶状体对称，倒卵形、椭圆形或近圆形，上面平滑，绿色，不透明，下面淡黄色或紫色，全缘，具 3 条不明显的纵纹。花单性，雌雄同株，生于叶状体边缘开裂处；佛焰苞囊状，内有 2 朵雄花和 1 朵雌花；雄花花药 2 室，花丝纤细；雌花有雌蕊 1 枚，子房 1 室。果实近陀螺状，无翅。种子 1 粒。

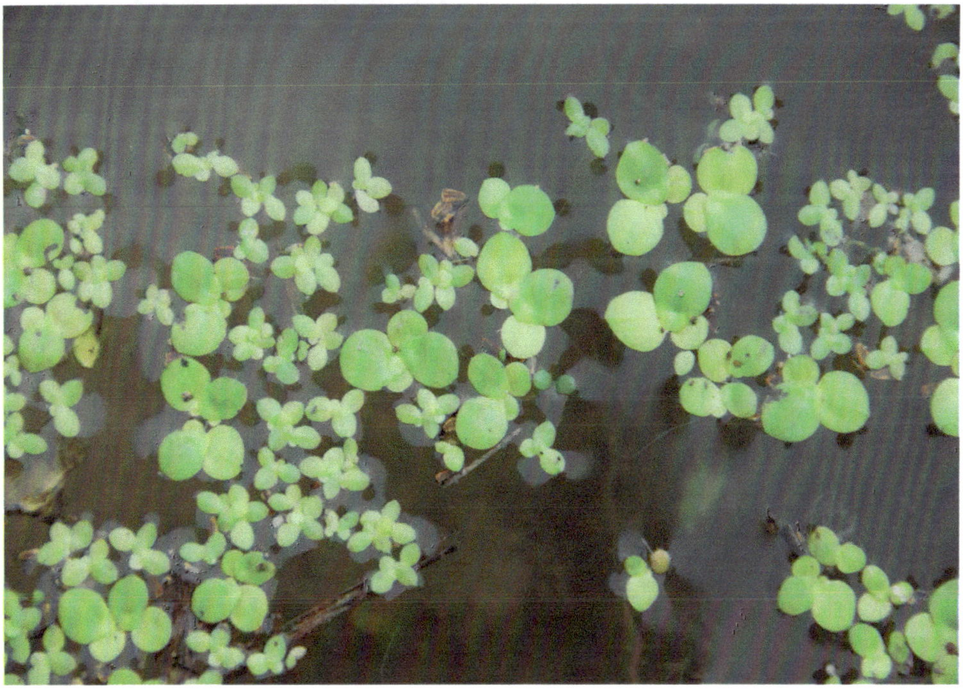

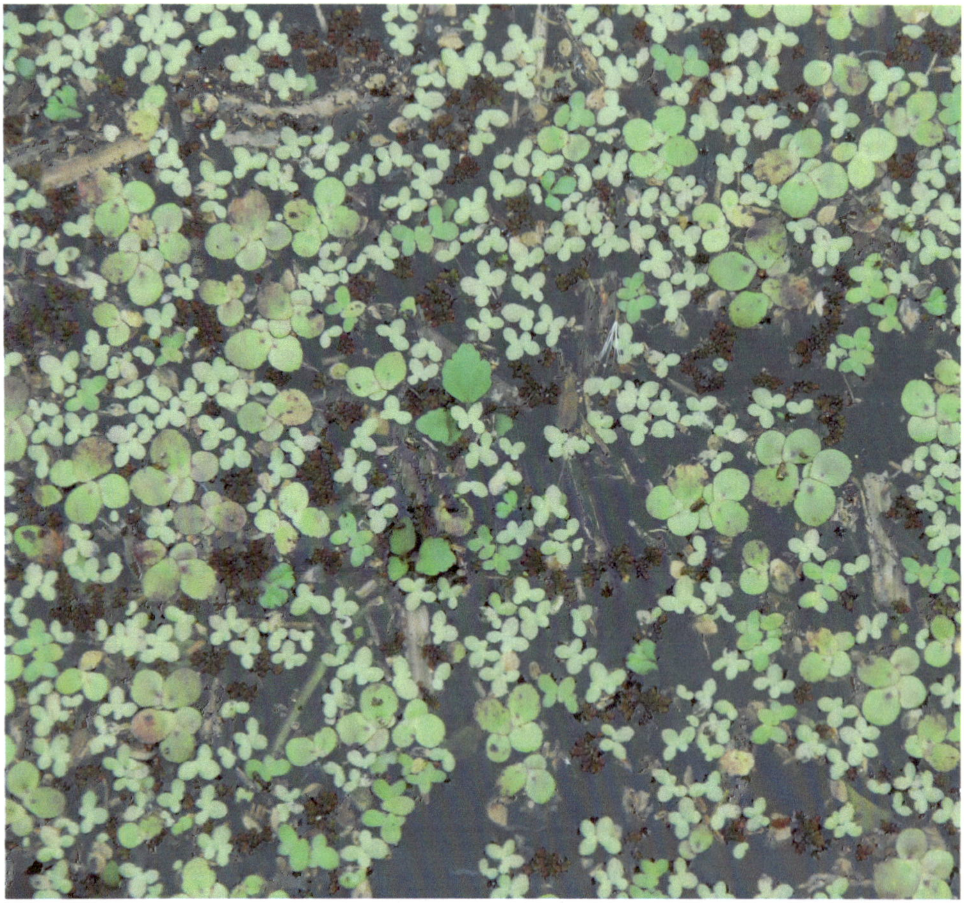

【生境及分布】生长于池沼、水田、湖湾或静水中。我国南北各地都有分布。

【药用部位及采收加工】药用全草。6—9月捞取，晒干备用。

【性味功效】味辛，性寒。发汗，祛风，行水，清热解毒。

【单方验方】①治皮肤风热，遍身瘾疹：牛蒡子、浮萍各6 g，共研为末，薄荷汤送下。②治身上虚痒：浮萍末、黄芩、当归、川芎各6 g，地黄、白芍各12 g，煎汤调下。

【现代研究】药理研究显示，浮萍有强心，升高血压，解热，抗菌，抗疟和杀灭库蚊幼虫等作用。临床上用于治疗皮肤瘙痒，水肿，风疹，疮癣，丹毒和烫伤等。

62 腐 婢

【别名】臭黄荆，豆腐木。

【来源】马鞭草科植物豆腐柴 *Premna microphylla* Tuncz.。

【形态特征】落叶直立灌木，高 2～6 m。树皮淡褐色，嫩枝密被短柔毛。单叶对生，叶片卵圆形或矩圆形，先端急尖或渐尖，基部楔形或微偏斜，全缘，两面均有短柔毛。叶有柄，叶有臭味。聚伞花序组成塔形的圆锥花序顶生，花多数；花萼杯状，浅 5 裂，绿色或带紫色；花冠淡黄色，裂片 4 片。雄蕊 4 枚，雌蕊 1 枚。核果球形至倒卵形，紫色。花期 5—6 月，果期 6—10 月。

【生境及分布】生于山地、路旁或林缘。分布于我国华东、中南地区及四川、贵州等地。

【药用部位及采收加工】药用根、叶。根：全年可采收，鲜用或切片晒干备用。叶：春、夏、秋季均可采收，鲜用或晒干备用。

【性味功效】味苦、涩，性寒。收敛止血，清热解毒。

【单方验方】①治崩漏：腐婢、地锦各 20 g，水煎服。②治痢疾：腐婢根 20 g，水煎服。③治肝火头痛：腐婢、车前草各 15 g，水煎服。④治痞块肿毒：腐婢叶适量，捣烂外敷。⑤治刀伤出血：腐婢适量，研末撒于出血处。

【现代研究】临床上腐婢用于治疗风湿性关节炎，月经不调，水肿，烧伤，无名肿毒，毒蛇咬伤，丹毒和细菌性痢疾等。

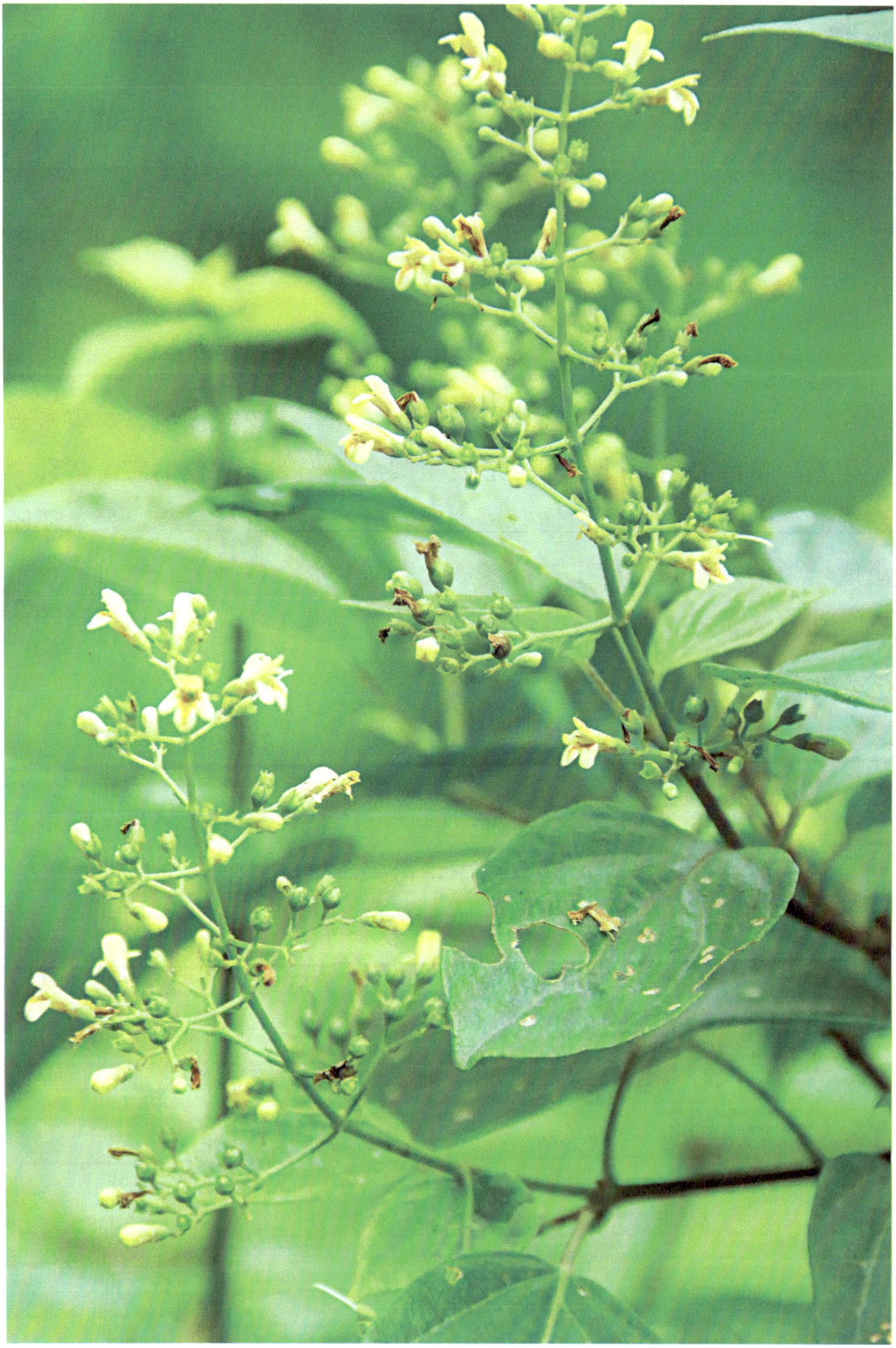

63 甘　草

【别名】蜜草，炙甘草。

【来源】豆科植物甘草 *Glycyrrhiza uralensis* Fisch.。

【形态特征】多年生草本，高 30～70 cm。根茎圆柱状；主根甚长、粗大，外皮红褐色至暗褐色。茎直立，稍带木质。单数羽状复叶，小叶 4～8 对；叶片卵圆形或卵状椭圆形，先端钝尖或急尖，基部通常圆形；两面被腺鳞及短毛。总状花序腋生，花密集；花萼钟形；花冠淡紫色，旗瓣大，龙骨瓣直；雄蕊 10 枚；雌蕊 1 枚，子房无柄。荚果线状长圆形。种子 3～11 粒，暗绿色。花期 6—7 月，果期 7—9 月。

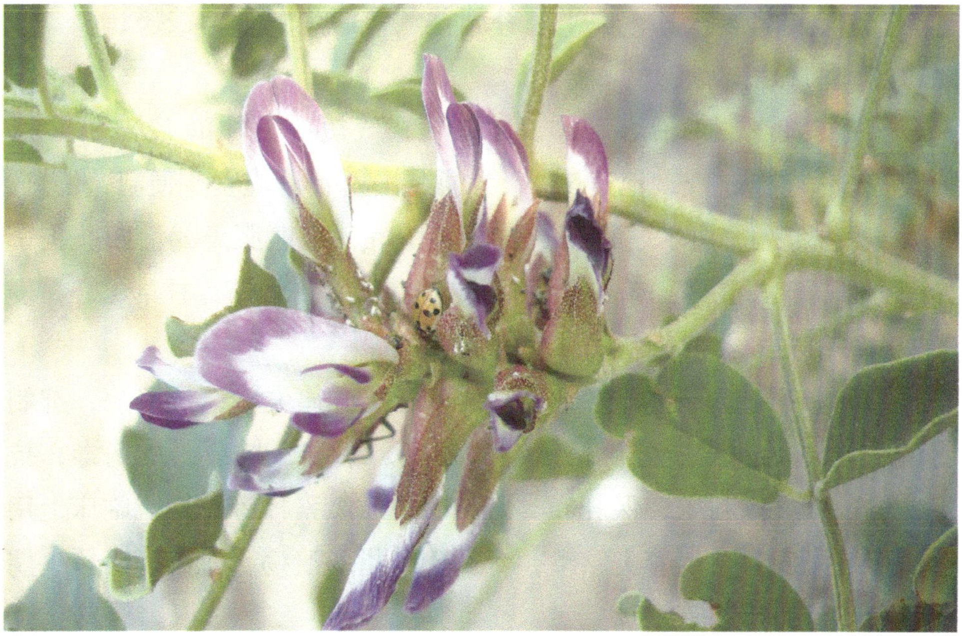

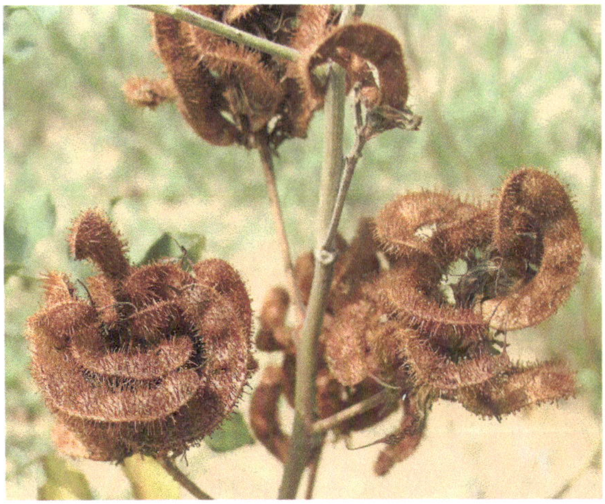 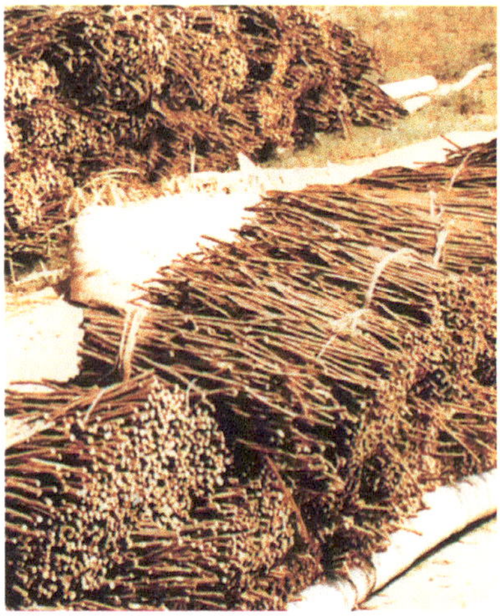

【生境及分布】生于向阳干燥的钙质草原、河岸砂质地等。喜冷凉干燥的气候，以土层深厚、排水良好、疏松的砂质土壤栽培为佳。分布于我国华北、东北和西北地区。

【药用部位及采收加工】药用根及根茎。秋季采挖，洗净泥土，除去茎枝、枝丫和须根，截成长短适当的段，晒至半干，扎成小捆，再晒至全干备用。

【性味功效】味甘，性平。补脾益气，清热解毒，祛痰止咳，缓急止痛，调和诸药。

【单方验方】①治心动悸、脉结代、气短：炙甘草 12 g，人参、阿胶各 6 g，桂枝 3 g，地黄 12 g，水煎服。②治脾虚食少便溏，倦怠：人参（或党参）、白术、茯苓、甘草各 10 g，水煎服。③治四肢拘挛作痛：甘草 6 g，白芍 15 g，水煎服。④治咽干、咽痛：甘草 12 g，麦冬 10 g，桔梗 6 g，玄参 6 g，水煎服。

【现代研究】药理研究显示，甘草有抗心律失常，抗溃疡，抑制胃酸分泌，促进胰液分泌，镇咳，祛痰，平喘，抗菌，抗病毒，抗炎，抗过敏，抗利尿，保肝和类肾上腺皮质激素样等作用。临床上用于治疗糖尿病，支气管炎咳嗽，胃及十二指肠溃疡，冠心病心悸、期前收缩和疮痈疖肿等。

64 甘 葛

【别名】葛根。

【来源】豆科植物甘葛藤 *Pueraria thomsonii* Benth.。

【形态特征】多年生藤本。块根肥厚。叶互生，具长柄；三出复叶，顶端叶片菱状圆形，先端急尖，基部圆形，两面均被白色伏生短毛；侧生小叶偏椭圆形或菱状椭圆形。总状花序腋生，花梗密被黄色茸毛；花萼 5 裂；旗瓣先端微凹，基部有两短耳；雄蕊 10 枚；子房线形。荚果线形扁平，种子卵圆形而扁。花期 4—8 月，果期 8—10 月。

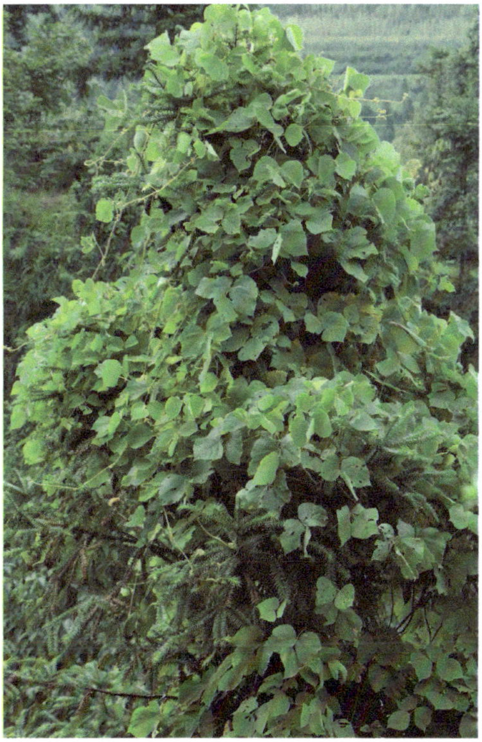

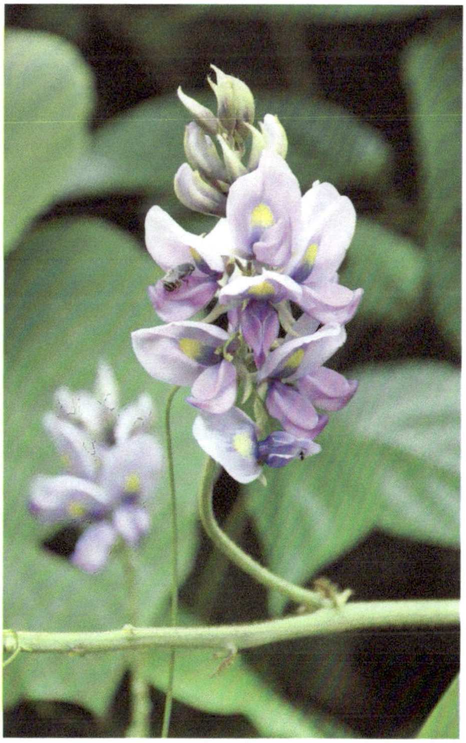

【生境及分布】生于山坡草丛中或路旁及较阴湿处。喜温暖潮湿气候，以土层深厚、疏松、富含腐殖质的砂质土壤栽培为宜。分布于辽宁、河北、安徽、山东、贵州、四川等地。

【药用部位及采收加工】药用根。春、秋季采挖，洗净泥土，除去外皮、须根，切片，晒干或烘干备用，亦可鲜用。

【性味功效】味甘，性平。解肌透疹，升阳止泻，生津止渴。

【单方验方】①治心中苦烦：鲜甘葛根捣烂取汁大量饮服，也可取干葛片适量，水煎服。②治热毒肠风便血：鲜甘葛根、鲜藕等量，捣汁顿服。每次 100~150 mL，每日 2 次。③治酒醉不醒：鲜甘葛根适量，捣取汁，灌饮至醒。④治外感协热下利：甘葛根 15 g，黄芩 9 g，黄连 6 g，甘草 3 g，水煎服。

【现代研究】药理研究显示，甘葛对平滑肌有解痉或松弛作用，能扩张冠状动脉血管和脑血管，降低心肌耗氧量，增加氧供应；还有降血压，明显解热，轻微降血糖等作用。临床上用于治疗感冒发热，偏头痛，痔疮，急性胃肠炎，高血压伴颈项强直、疼痛，冠心病心绞痛，心律失常和足癣等。

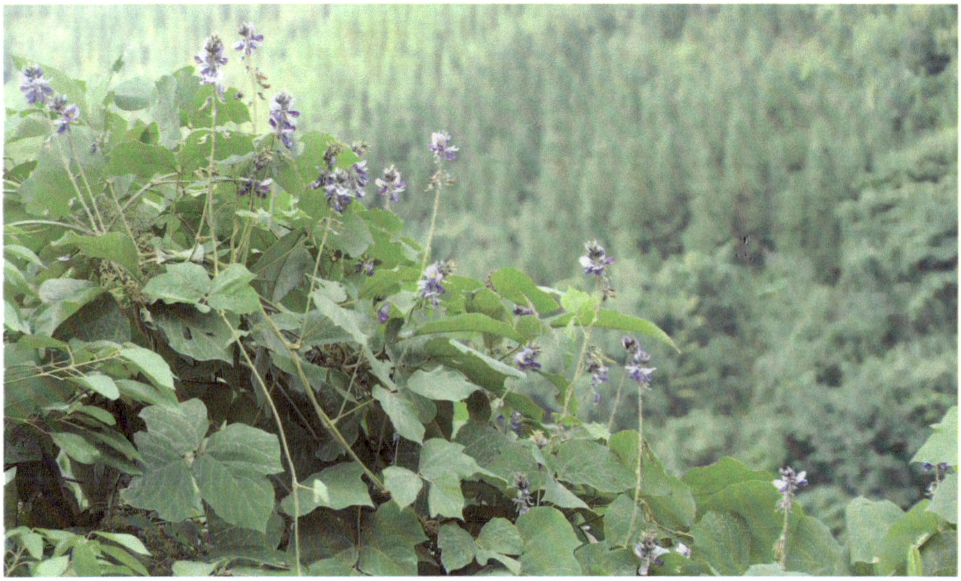

65 甘　蓝

【别名】蓝菜，西土蓝。

【来源】十字花科植物甘蓝 *Brassica oleracea* L. var. *capitata* L.。

【形态特征】一年生草本，高 30 ~ 90 cm，全草具白粉。基生叶阔大，肉质而厚，倒卵形或长圆形，长 15 ~ 40 cm，内部的叶片白色，包于外部的叶常呈绿色；茎生叶倒卵形，较小，无柄。花轴从包围的基生叶中抽出，总状花序，花淡黄色，萼片 4 片，狭而直立，呈袋形，花瓣 4 瓣；雄蕊 4 枚，雌蕊 1 枚，长角果圆锥形。花期 5—6 月。

【生境及分布】喜肥沃、湿润土地。分布于我国各地。

【药用部位及采收加工】药用茎叶。春、夏、秋季均可采。鲜用或晒干备用。

【性味功效】味甘，性平。清利湿热，散结止痛，补益扶正。

【单方验方】①治脘腹疼痛：鲜甘蓝适量，绞取汁，用蜂蜜调和服用。②治肾虚腰痛：鲜甘蓝适量，切片炒熟食用。③治胁痛（胆囊炎）：鲜甘蓝适量，炒热用布包，温熨痛处。

【现代研究】临床上甘蓝用于治疗胃肠炎引起的脘腹疼痛，胆囊炎胆绞痛和年老腰痛等。

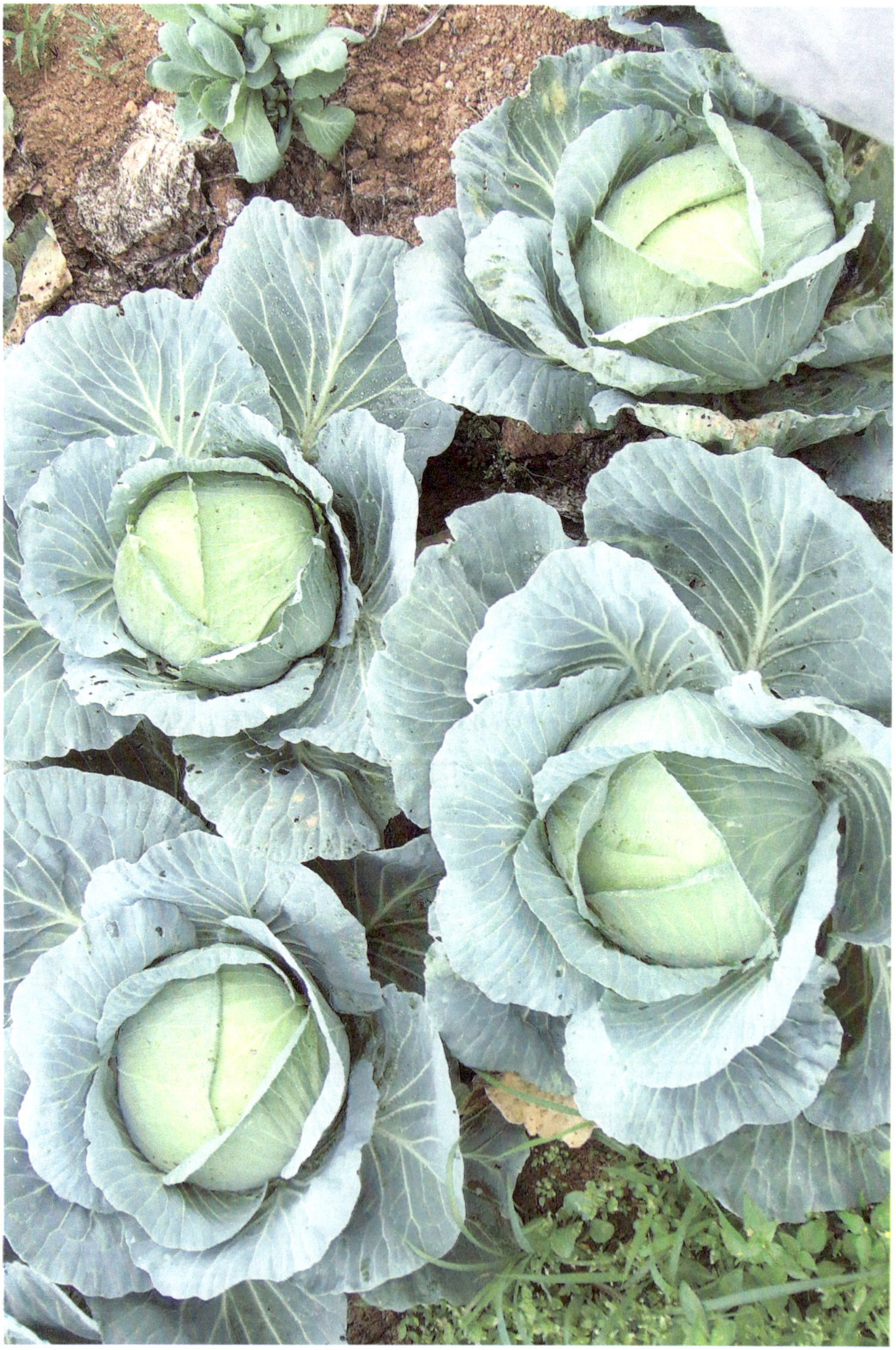

66 甘　遂

【别名】醋甘遂。

【来源】大戟科植物甘遂 *Euphorbia Kansui* T. N. Liou ex T. P. Wang。

【形态特征】多年生肉质草本，高 25 ~ 40 cm。全株含乳汁。茎直立，淡紫红色。单叶互生，叶片狭披针形或线状披针形，先端钝，基部阔楔形，全缘。杯状聚伞花序呈聚伞状，通常 5 ~ 9 枝簇生于茎顶；花单性，无花被，雄花多数和雌花 1 枚生于同一总苞中；雄蕊、雌蕊各 1 枚，子房三角卵形，3 室。蒴果圆形。种子卵形，棕色。花期 6—9 月。

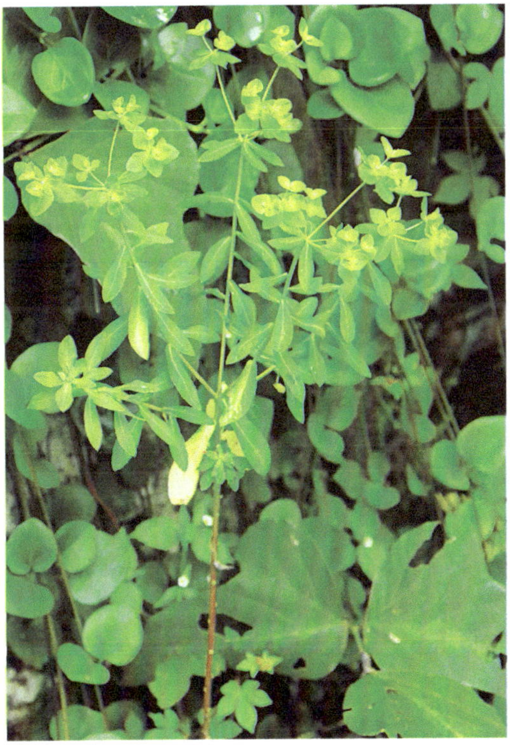

【生境及分布】生于山沟、土坡和荒地。喜温和气候，以排水良好、土层深厚肥沃的砂质土壤或黏质土壤栽培为佳。分布于陕西、河南、山西、甘肃和河北等地。

【药用部位及采收加工】药用块根。春季开花前或秋末茎苗枯萎后挖取根部，除去泥土、外皮，晒干备用。

【性味功效】味苦，性寒；有毒。泄水逐饮，消肿散结。

【单方验方】①治水肿、大

腹鼓胀，胸胁停饮：单用甘遂1~3 g，研末，米汤送服；或配大戟、芫花各等量研末，大枣煎汤送服。②治百日咳：甘遂、大戟各4 g，加面粉20 g，共为散。依年龄选择用量，每次0.5~2.0 g，每日3次。③治热毒疮痈：甘遂研末3 g，金银花12 g，蒲公英20 g，水煎外洗。

【现代研究】药理研究显示，甘遂有利尿、免疫抑制等作用。临床上用于治疗胸腔积液，水肿，腹水，肠梗阻，小儿肺炎，百日咳等。

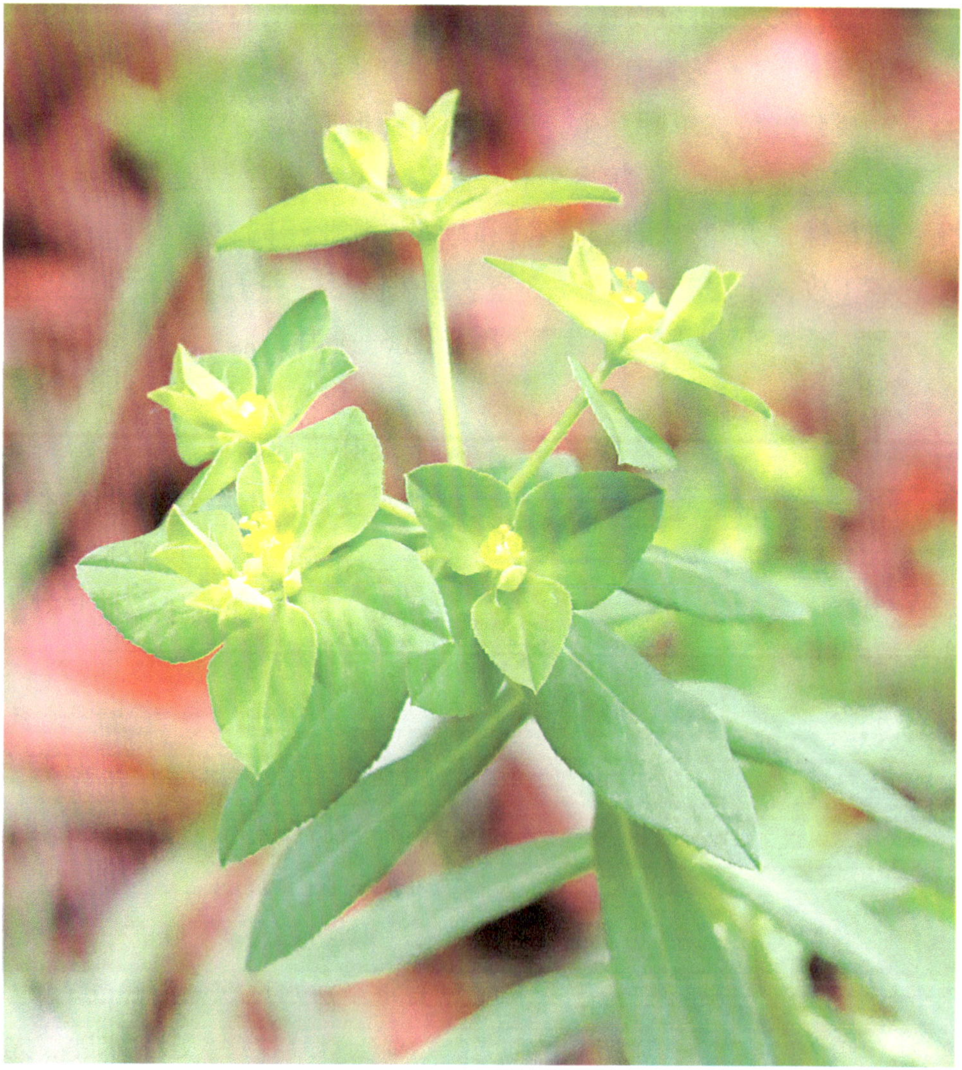

67 甘　蔗

【别名】干蔗，甜蔗。

【来源】禾本科植物甘蔗 *Saccharum sinensis* Roxb.。

【形态特征】多年生草本。秆直立，粗壮，高 2 ~ 4 m，绿色或淡紫色，表面常被白粉。叶片阔而长，两面粗糙，边缘粗糙或具小锐齿，中脉粗厚。圆锥花序白色，生于秆顶，花序柄无毛，分枝纤细，节间无毛，小穗长 3 ~ 4 mm，小穗柄无毛，呈披针形。

【生境及分布】喜温暖湿润气候，以土壤深厚、疏松肥沃、排水良好、日照充足的土壤栽培为宜。分布于我国亚热带及热带地区。

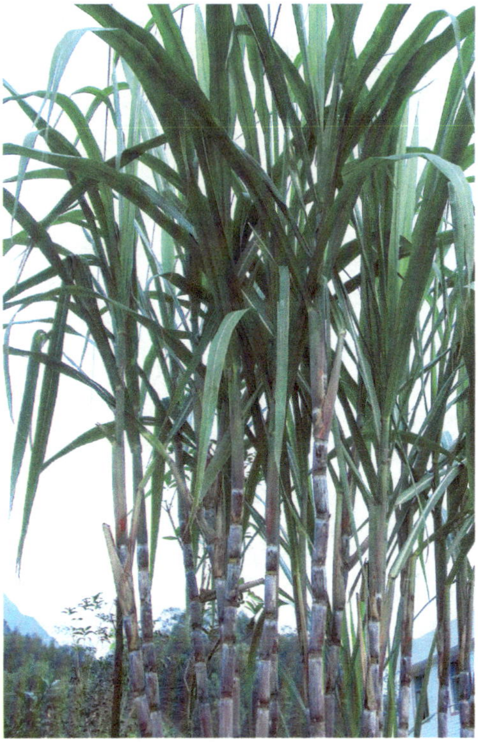

【药用部位及采收加工】药用地上茎。秋、冬季采收，除去叶、根，鲜用或捣汁用。

【性味功效】味甘，性寒。清热，生津，下气，润燥。

【单方验方】①治发热口干，小便涩痛：甘蔗去皮，尽量嚼烂后咽汁；若口痛，将甘蔗捣烂取汁饮服。②治虚热口干、反胃：甘蔗汁 50 mL、生姜汁 15 mL 饮服，每日 1 次。③治肺燥咳嗽、咽干：鲜甘蔗、梨适量，绞汁饮服，每日适量。④治大便干燥：鲜甘蔗汁、青皮水煎液、蜂蜜各 50 mL 混匀，早、晚空腹饮服 1 次。

【现代研究】临床上甘蔗用于治疗便秘，发热口渴，外感暑热和秋季燥咳少痰等。

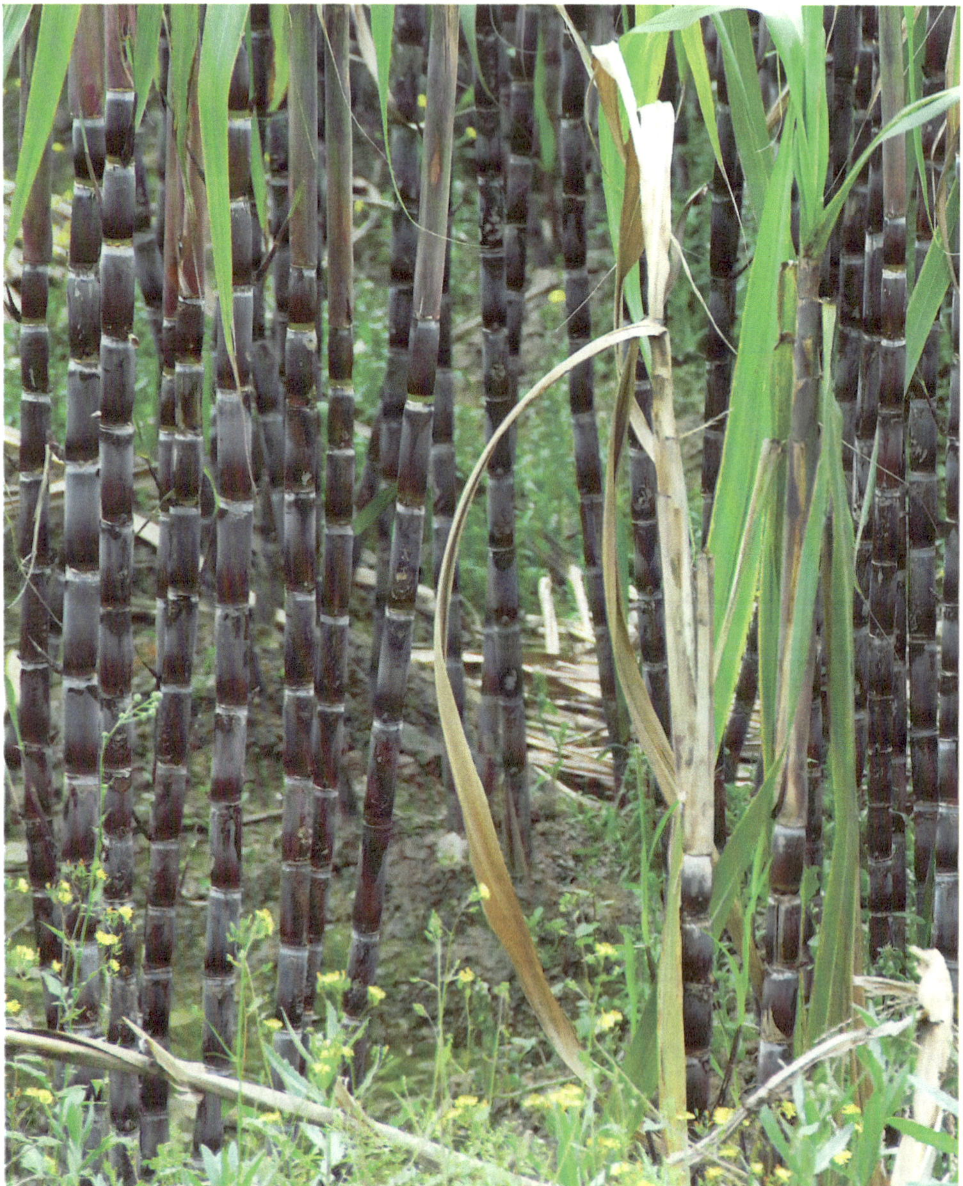

68 干　漆

【别名】生漆。

【来源】漆树科植物漆树 *Toxicodendron vernicifluum* (Stokes) F. A. Barkl.。

【形态特征】落叶乔木，高达 20 m。树皮幼时灰白色，平滑，老则深灰色，粗糙；冬芽生枝顶。奇数羽状复叶，螺旋状互生，小叶 11～15 片，叶片卵形或长方卵形，先端长尖，基部阔楔形或不整齐圆形，全缘。圆锥花序；花小，单性异株，黄绿色；花萼裂片阔卵形；花瓣 5 瓣；雄蕊 5 枚；子房球形，柱头 3 裂。核果大，果核坚硬，压扁状。

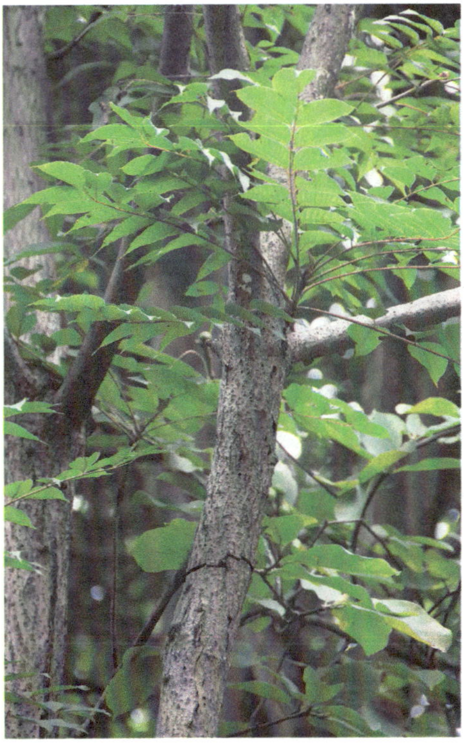

【生境及分布】生于海拔 800～2000 m 的向阳山坡林内。分布于我国华北、华东、中南、西南地区及台湾等地。

【药用部位及采收加工】药用新鲜或干燥树脂。割伤漆树树皮，收集自行流出的树脂为生漆，干燥后凝结成块状为干漆。

【性味功效】生漆：味辛、性温；有大毒。杀虫。干漆：味辛、性温；有毒。活血祛瘀，消积杀虫。

【单方验方】①治钩虫病：生漆用饭包如黄豆大，每次吞服1粒。②治水蛊：生漆500 g，锅内熔化，麻布绞去渣，复入锅内熬干，雄黄500 g，共研为末，醋糊为丸如梧桐子大，每服2 g，麦芽煎汤送服。③治小儿疳积：干漆、使君子、陈皮各5～6 g，水煎服。④治妇人闭经，小腹痞满疼痛：干漆、当归、牛膝各12 g，水煎服。

【现代研究】临床上干漆用于治疗闭经和肠道寄生虫病等。

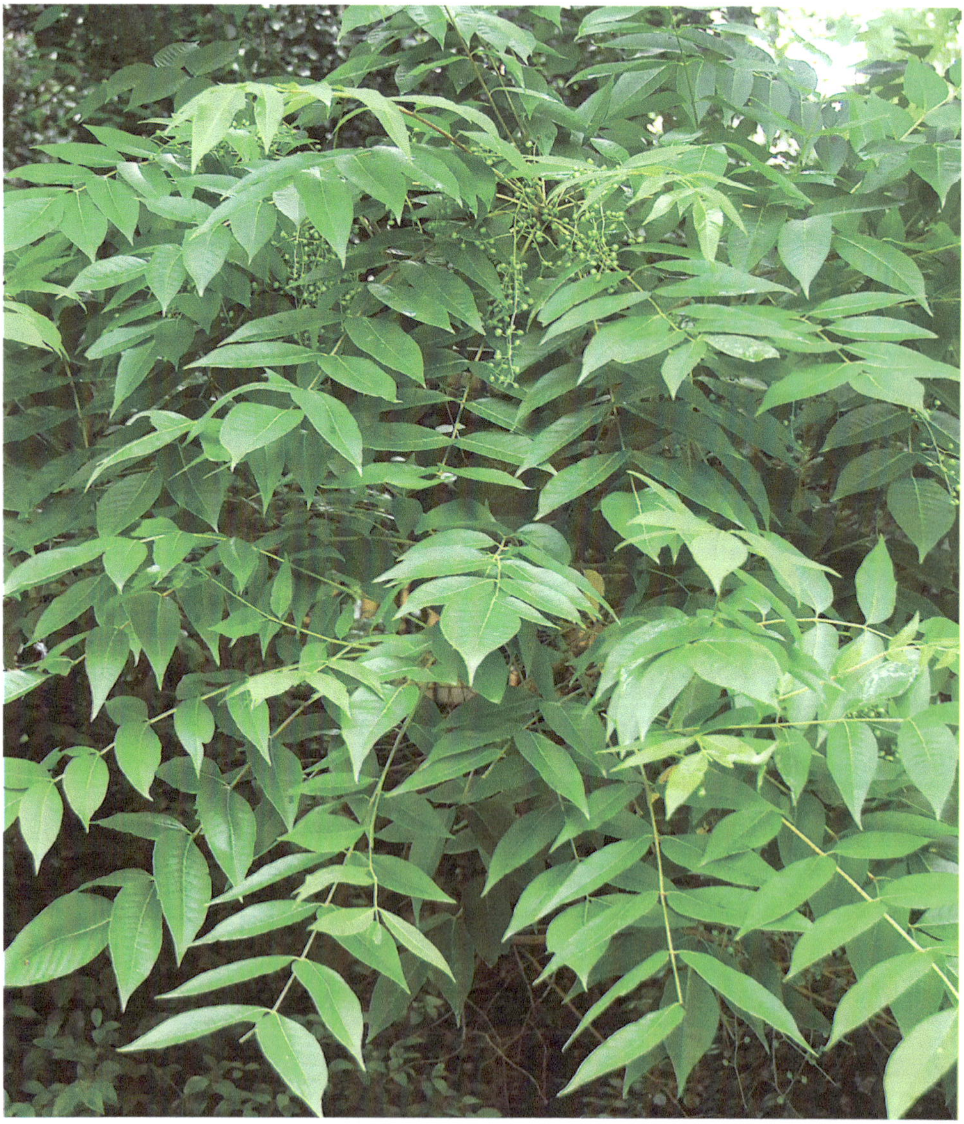

69 杠板归

【别名】蛇倒退，扛板归。

【来源】蓼科植物杠板归 *Polygonum perfoliatum* L.。

【形态特征】多年生蔓生草本，茎有棱，棱上有倒生钩刺，多分枝，绿色，有时带红色。叶互生，有长柄，叶片近三角形。背面叶脉及叶缘均生小刺，淡绿色，托叶鞘状，包茎 。短穗状花序顶生或腋生；花小，白色或淡红色；花被 5 裂；雄蕊 8 枚；雌蕊 1 枚。瘦果球

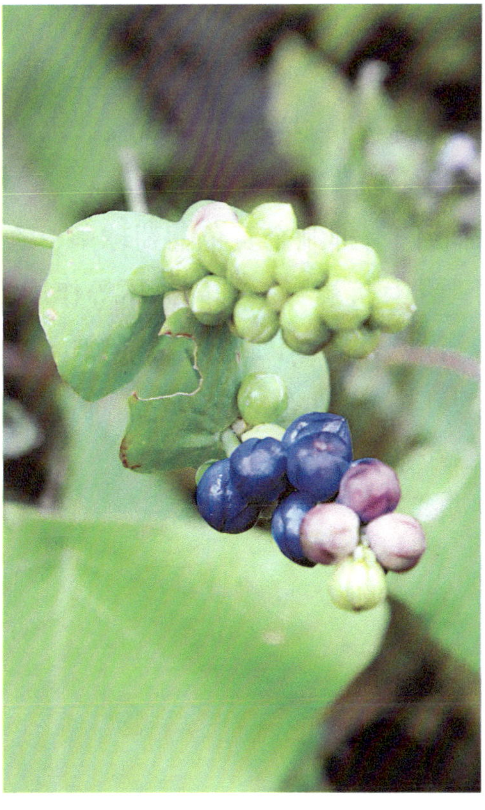

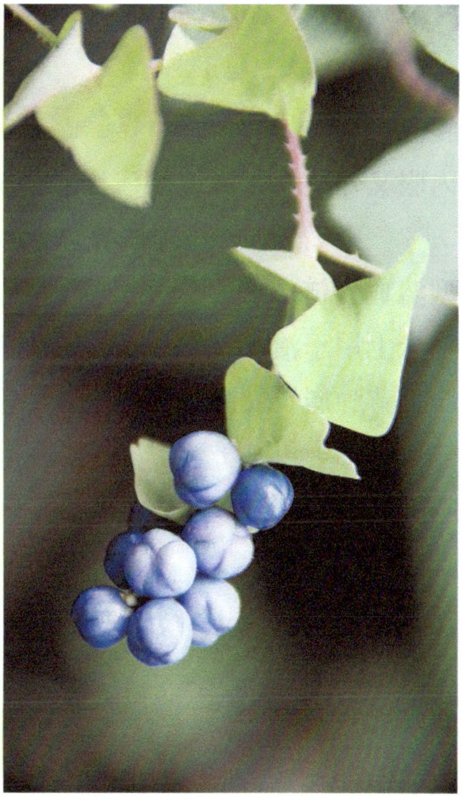

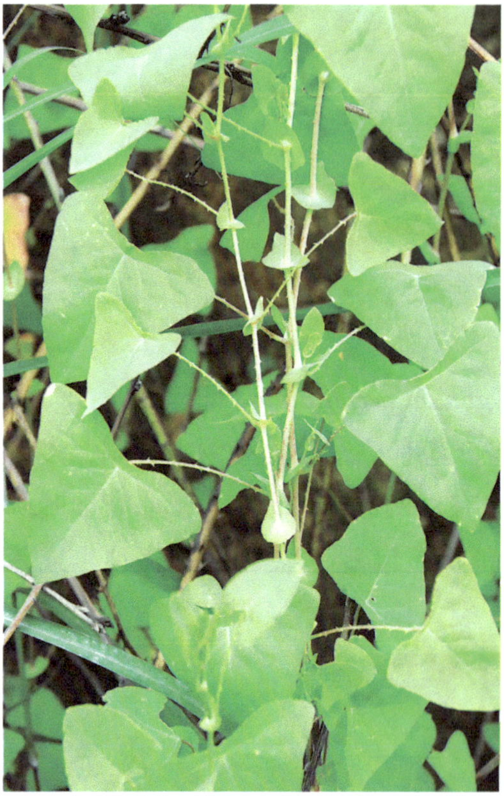

形，暗褐色，有光泽。

【生境及分布】生于荒芜的河岸、沟边。喜温暖、向阳环境，以较肥沃的夹沙土栽培为宜。分布于我国各地。

【药用部位及采收加工】药用全草。夏、秋季采收，割取地上部分，鲜用或晒干备用。

【性味功效】味酸、苦，性平。化痰止咳，解毒除湿。

【单方验方】①治咳嗽：杠板归、岩豇豆30 g，水煎服。②治百日咳：杠板归、五匹风各50 g，水煎服。③治白带：杠板归、椿树皮各30 g，水煎内服又外洗。④治皮肤瘙痒：杠板归、野油菜各适量，水煎洗。

【现代研究】药理研究显示，杠板归有抑制金黄色葡萄球菌、乙型溶血性链球菌、伤寒杆菌的作用，还有抗病毒，抗高血压等作用。临床上用于治疗蛇咬伤，小儿高热、惊风，湿疹，脓疱疮，痢疾，下肢关节肿痛及乳腺炎肿痛等。

70 高　粱

【别名】芦粟。

【来源】禾本科植物高粱 *Sorghum bicolor* (Linn.) Moench。

【形态特征】一年生栽培植物。叶鞘无毛或被白粉；叶舌硬纸质，先端圆，边缘有纤毛；叶片狭长披针形。圆锥花序有轮生、互生或对生的分枝；无柄小穗卵状椭圆形，颖片成熟时下部硬革质，光滑无毛，上部及边缘具短柔毛，两性，有柄小穗雄性或中性；穗轴节间及小穗柄为线形，边缘均具纤毛；第一颖背部突起或扁平，第二颖舟形，有脊；第一外稃透明膜质，第二外稃长圆形或线形。颖果倒卵形，成熟后露出颖外。花期、果期为秋季。

【生境及分布】喜温暖湿润气候，耐旱，以土壤疏松、肥沃、富含腐殖质的土壤栽培为宜。我国北方普遍种植，南方也有种植。

【药用部位及采收加工】药用种仁、根。种仁：秋季果实成熟时采收，除去果皮，搓出种子，晒干备用。根：秋季采挖，洗净，晒干备用。

【性味功效】味甘、涩，性温。益中，利气，止泄。

【单方验方】①治胃痛：高粱、万年荞各 10 g，水煎服。②治午后发热：高粱、青蒿、地骨皮各 10 g，水煎服。③治咳嗽：高粱根 30 g，水煎服。

【现代研究】临床上高粱用于治疗霍乱，腹泻及小便不利等。

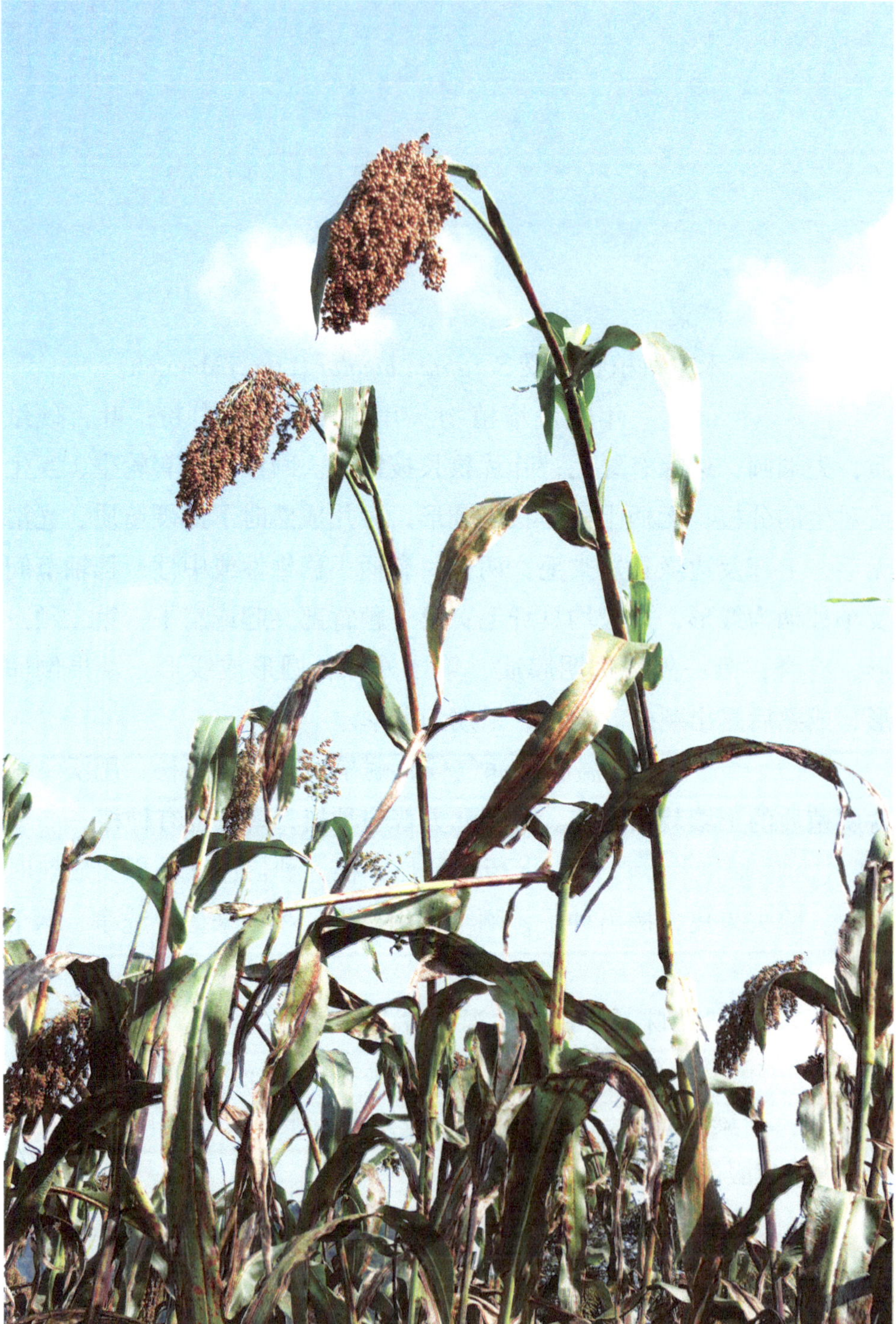

71　隔山消

【别名】过山飘，隔山撬。

【来源】萝藦科植物隔山消 *Cynanchum wilfordii* (Maxim.) Hemsl.。

【形态特征】草质藤本。肉质根近纺锤形，灰褐色。茎被单列毛。叶对生，叶片薄纸质，卵形，先端短渐尖，基部耳状心形，两面被微柔毛。基脉 3 ~ 4 条，放射状，侧脉 4 对。近伞房状聚伞花序半球形，有花 15 ~ 20 朵；花序梗被单列毛；花萼外面被柔毛，花冠淡黄色，辐状，裂片长圆形，外面无毛，内面被长柔毛，副花冠裂片近四方形，比合蕊柱短，先端截形，基部紧狭；花粉块每室 1 块，长圆形，下垂，花柱细长，柱头略突起。蓇葖果单生。种子卵形，顶端具长约 2 cm 的白色绢质种毛。花期 5—9 月，果期 7—10 月。

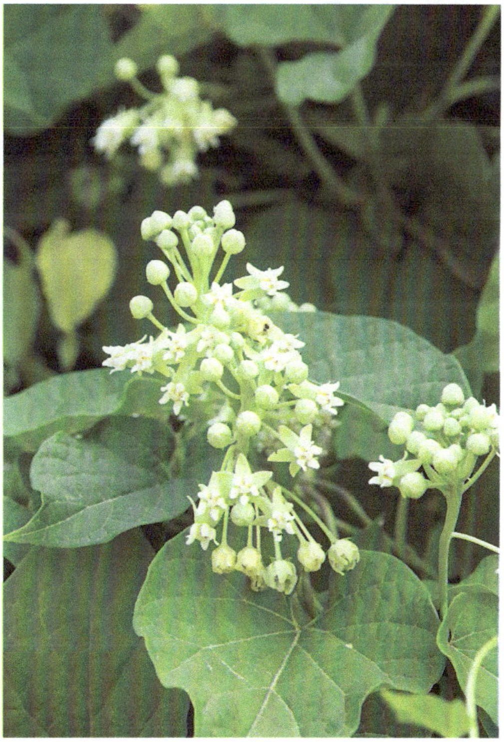

【生境及分布】生于海拔 800 ~ 1300 m 的山坡、山谷或灌木丛中、路边草地。分布于辽宁、山西、陕西、湖北、湖南、贵州和四川等地。

【药用部位及采收加工】药用块根。秋、冬季采挖，洗净，切片，晒干备用。

【性味功效】味甘、苦，性平。行气止痛，消食散结。

【单方验方】①治食积饱胀：隔山消 20 g，水煎服。②治胃痛：隔山消、蛇莲、地苦胆共研末，每次吞服 3 ~ 5 g。③治阳痿：隔山消、九牛造、千斤拔、石南藤各 20 g，泡酒服。④治肺痈：隔山消、通光散、一柱香各 15 g，水煎服。⑤治小儿消化不良：隔山消、橘叶各 10 g，水煎服。

【现代研究】药理研究显示，隔山消有抗氧化，调节免疫功能，抗肿瘤，降血脂，促进毛发生长等作用。临床上用于治疗消化不良胃痛、腹痛，细菌性痢疾，肺脓肿等。

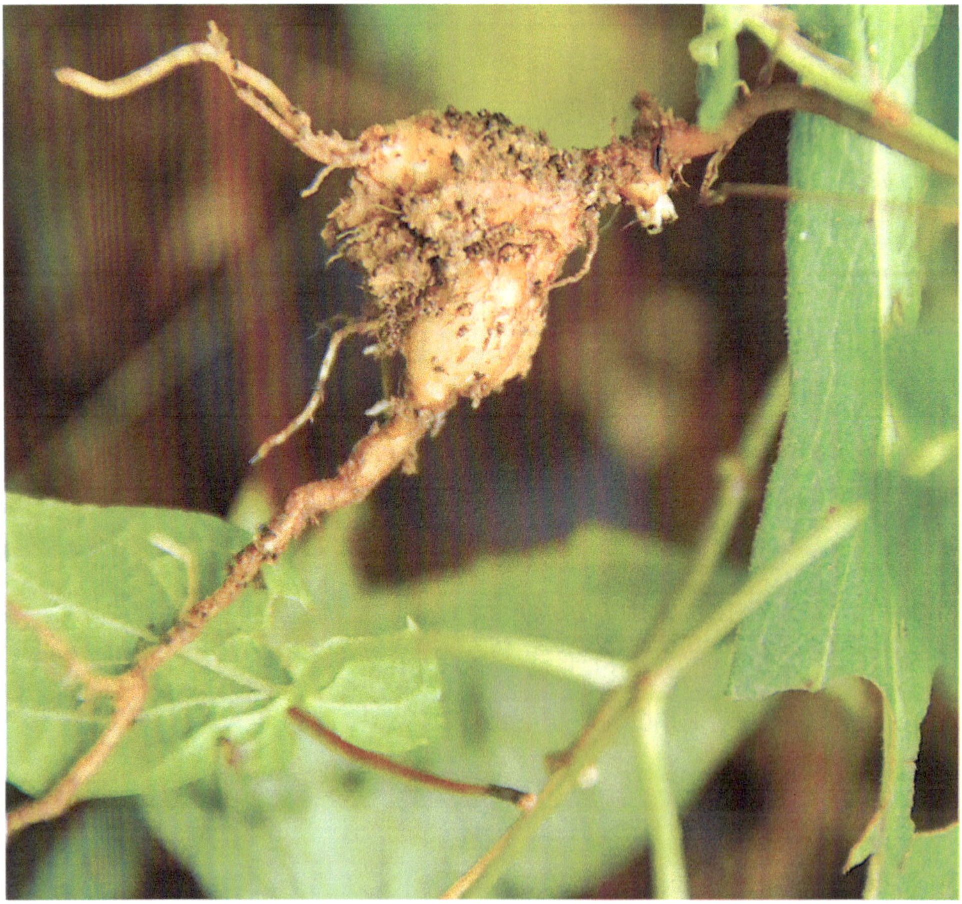

72 珙 桐

【别名】山白果，水梨子。

【来源】珙桐科植物珙桐 *Davidia involucrate* Baill.。

【形态特征】落叶乔木，树皮呈不规则薄片脱落。单叶互生，叶纸质，宽卵形或近心形，先端渐尖，基部心形，边缘有粗锯齿。花杂性，由多数雄花和 1 朵两性花组成顶生头状花序；花序下有 2 片白色大苞片，纸质，椭圆状卵形；雄花有雄蕊 1～7 枚；两性花子房下位。核果肉质，椭圆形或矩状卵形，紫绿色。花期 4 月，果期 10 月。

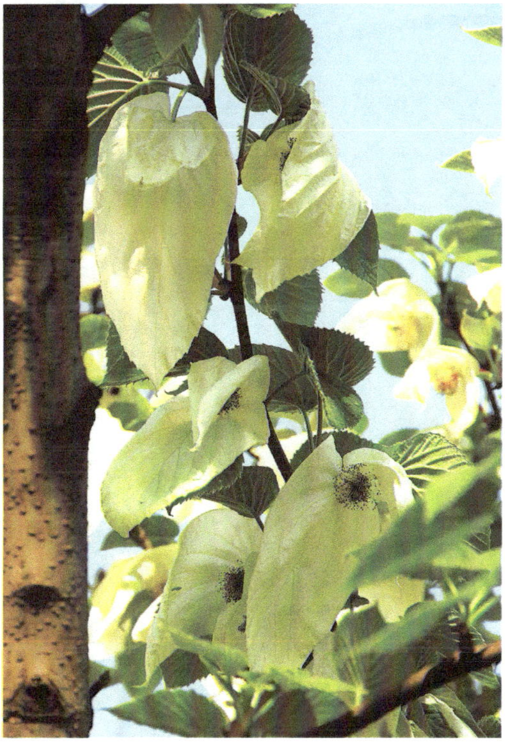

【生境及分布】生于阴湿的山地林中。喜光，喜凉爽气候。以疏松肥沃的微酸性或中性土壤栽植为宜。分布于陕西、湖北、湖南、四川、贵州和云南等地。

【药用部位及采收加工】药用根和果实。根：全年可采，洗净，晒干备用或鲜用。果实：秋季采收，鲜用。

【性味功效】根：味苦，性微寒。收敛止血，止泻。果实：味苦，性凉。清热解毒。

【单方验方】①治吐血、咯

血：珙桐根 10 g，紫珠 15 g，水煎服。②治湿热泄泻：珙桐根、地瓜藤各 10 g，水煎服。③治痈疖疔疮：鲜珙桐果实适量，捣烂外敷患处。

【现代研究】临床上珙桐用于治疗多种出血，肠炎腹泻和痈疮等。

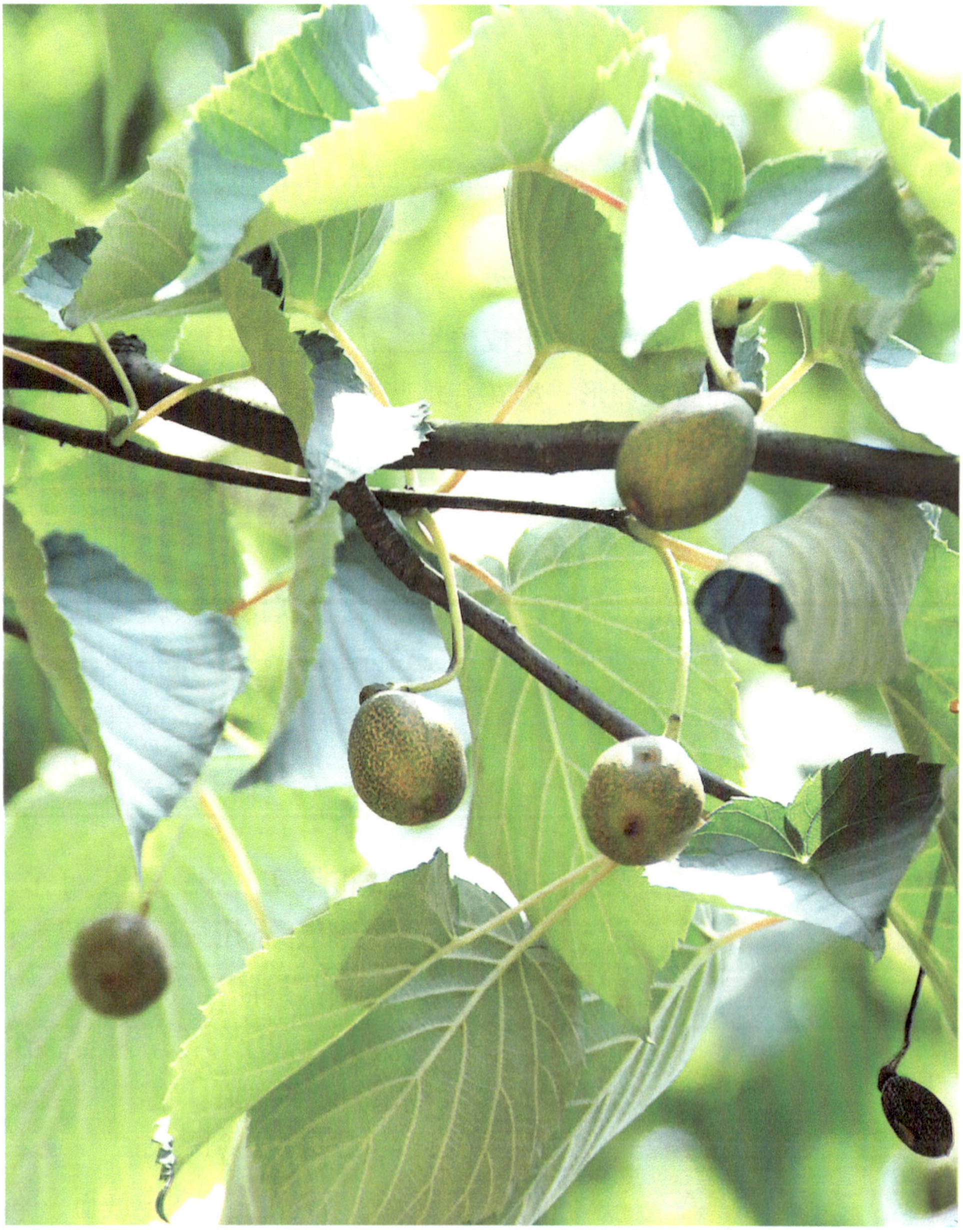

73 钩 藤

【别名】嫩钩藤，双钩藤。

【来源】茜草科植物钩藤 *Uncaria rhynchophylla* (Miq.) Miq. ex Havil 以及同属近缘多种植物。

【形态特征】常绿木质藤本，长达 10 m。小枝四方形，光滑；叶腋有变态枝呈钩状，对生或单生，向下弯曲，先端尖。叶对生，具短柄；托叶 2 深裂；叶片卵状披针形或椭圆形，先端渐尖，基部渐狭或圆形，全缘，上面光亮，下面略呈粉白色。头状花序单个腋生或顶生，花萼下部管状，先端 5 裂；花冠黄色，管状；雄蕊 5 枚；子房下位。蒴果倒卵状椭圆形。种子两端有翅。

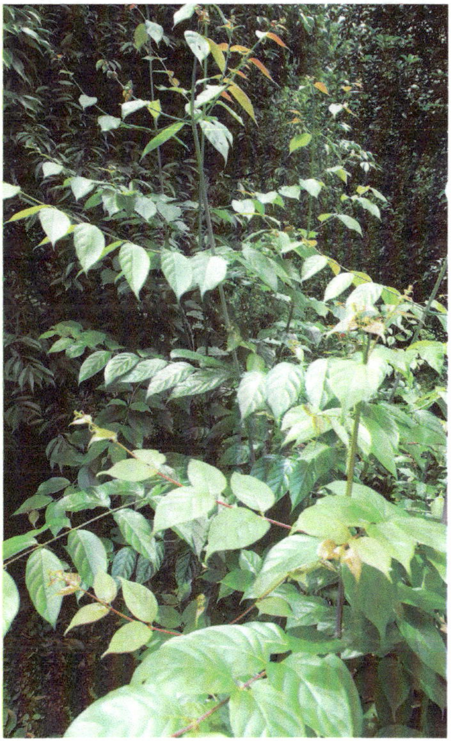

【生境及分布】生于山野、林缘、路旁。喜温暖湿润气候，不耐严寒，以土层深厚、疏松肥沃、富含腐殖质的砂壤土栽培为宜。分布于我国华东、华南和西南等地区。

【药用部位及采收加工】药用带钩茎枝或根。栽后 3 ~ 4 年采收，春季发芽前或秋后嫩枝长老后，剪下带钩枝茎，再切成长 3 cm 左右的节段，直接晒干或蒸后晒干备用。

【性味功效】味甘，性微寒。清热平肝，活血通络。

【单方验方】①治失眠神昏惊悸：钩藤 30 g，石菖蒲 10 g，水煎服。②治半身不遂：钩藤 200 g，五加皮、枫荷梨各 100 g，煎水炖老鸭吃。③治跌打损伤：钩藤根 50 ~ 100 g，酒水各半煎服。④治小儿高热惊厥：钩藤、竹叶各 15 g，蝉蜕 5 ~ 6 g，水煎服。

【现代研究】药理研究显示，钩藤有明显镇静，扩张血管，减少外周阻力，降低平均动脉压，降低心肌耗氧量，刺激免疫系统及保护肝脏等作用。临床上用于治疗高血压，偏头痛，链霉素反应及小儿夜啼等。

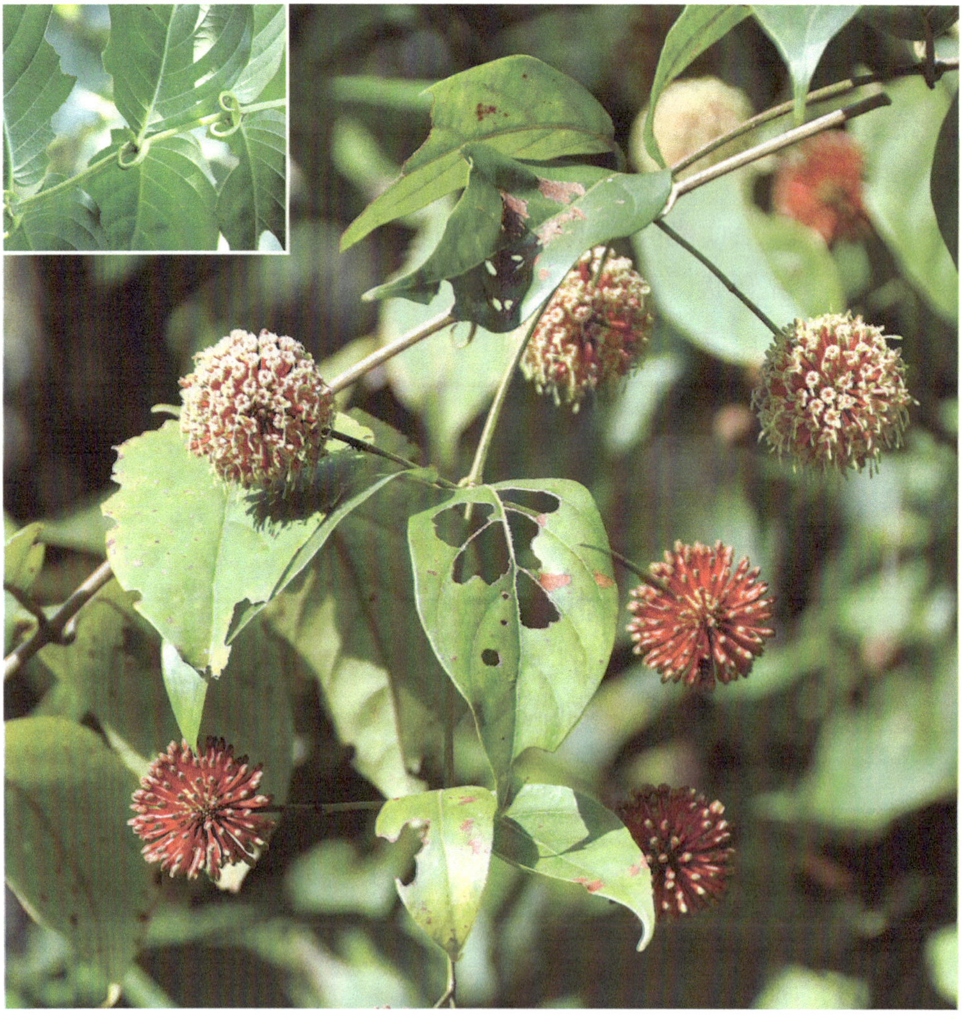

74 狗　脊

【别名】金毛狗脊，金毛狗。

【来源】蚌壳蕨科植物金毛狗脊 *Cibotium barometz* (L.) J. Sm.。

【形态特征】大型土生蕨类，高 2～3 m。根茎横卧、粗壮，密生金黄色节状长毛，有光泽，形如金毛狗头。叶丛生，叶柄长 1～12 cm；叶片革质或厚纸质，宽卵形；3 回羽状深裂，羽片 10～15 对，互生，狭长圆形；2 回羽片 18～24 对，线状披针形；末回羽片 23～25 对。孢子囊群位于裂片下部边缘，囊群盖 2 瓣。

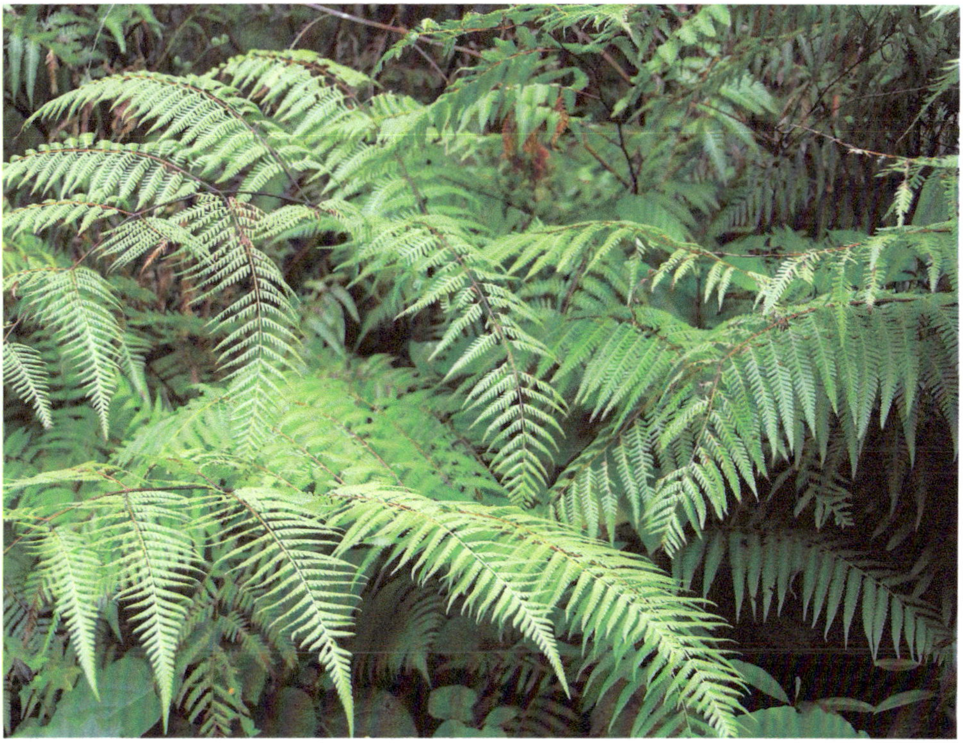

【生境及分布】生于山坡灌木林下阴湿处酸性土壤中。分布于我国中南、华南和西南地区。

【药用部位及采收加工】药用根茎。秋末冬初地上部分枯萎时采挖，挖取根茎，除去茎叶、泥土、细根、叶柄及黄色柔毛，洗净，切片晒干备用。

【性味功效】味苦、甘，性温。祛风除湿，止血。

【单方验方】①治风湿骨痛：狗脊、大禾麻根各 30 g，水煎服。②治腰痛：狗脊、爬岩姜、行杆各 30 g，炖肉吃。③治骨质增生疼痛：狗脊、小铁仔、万年炟、水凤仙各 30 g，泡酒服。④治外伤吐血：狗脊根茎上柔毛适量，研末外敷伤处。

【现代研究】药理研究显示，狗脊有类似于吸收性明胶海绵的止血作用。临床上用于治疗结核病，小儿脱肛，滑胎，脊柱炎，老年性骨关节炎及疲劳性骨折等。

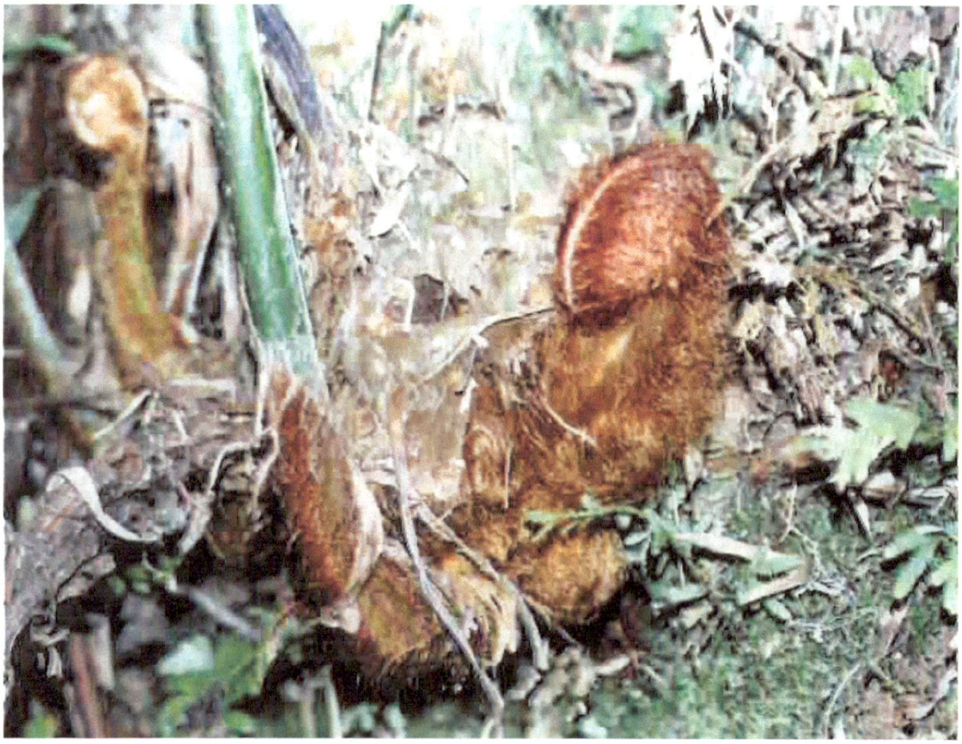

75 狗脊贯众

【别名】贯众，狗脊。

【来源】乌毛蕨科植物单芽狗脊蕨 *Woodwardia unigemmata* (Makino) Nakai。

【形态特征】多年生草本，高约 1 m。根茎短而横生，叶柄基部密被棕毛、披针形大鳞片。叶近生，叶柄长 30 ~ 60 cm；叶片厚纸质，卵状长圆形，叶轴顶部和羽片着生处下面生 1 个被棕红色鳞片的大芽孢；基部对称，深羽裂；裂片有软骨质尖锯齿，网状 2 ~ 3 行。孢子囊群长形；囊群盖长肾形。

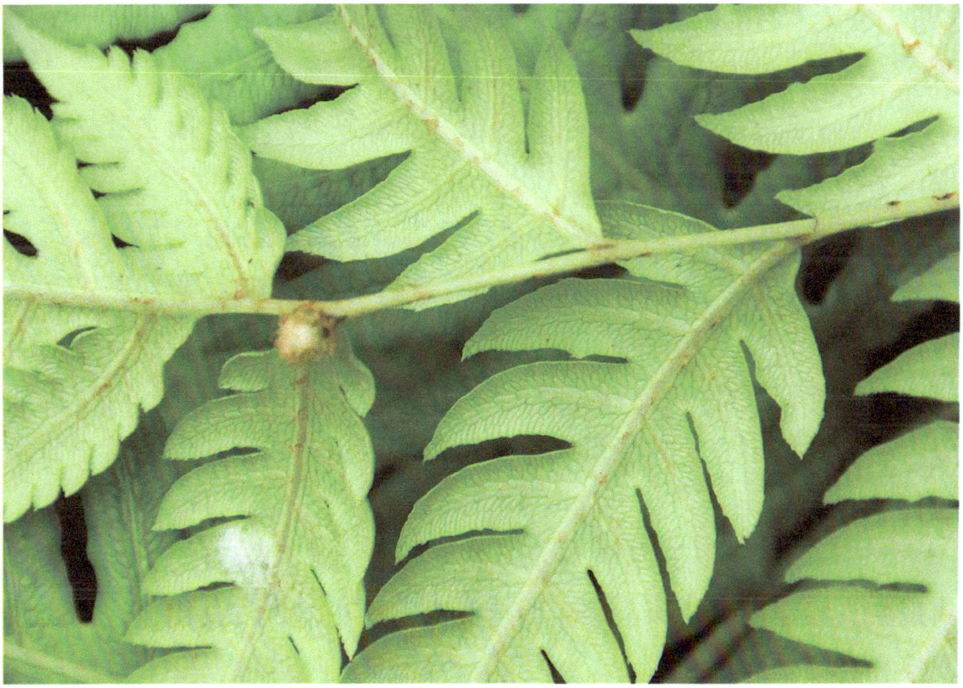

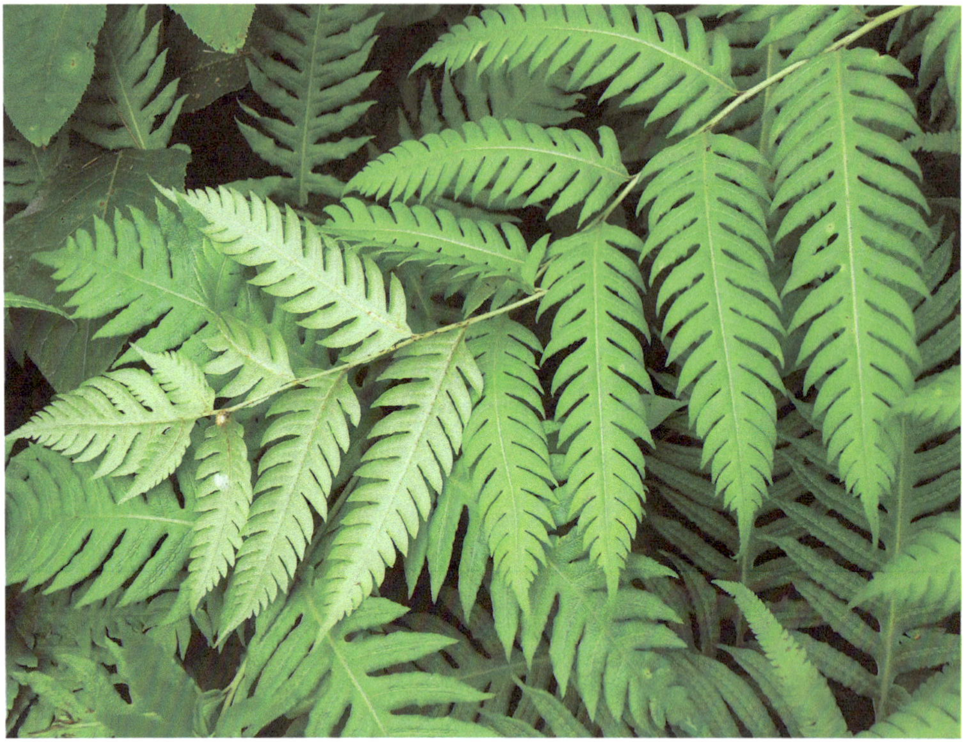

【生境及分布】生于山坡疏林下阴湿处酸性土壤中。分布于我国西南、华南、中南（河南除外）及长江流域各地。

【药用部位及采收加工】药用根茎。春秋季采挖，削去叶柄、须根，除净泥土，晒干备用。

【性味功效】味苦，性凉。清热解毒，杀虫，止血，祛风湿。

【单方验方】①治腹中邪热诸痛：狗脊贯众 15 g，水煎服。②治虫积腹痛：狗脊贯众 15 g，川楝子 9 g，使君子 9 g，水煎服。③治湿热痢疾：狗脊贯众 9 g，铁苋菜 15 g，地锦草 18 g，炒枳壳 6 g，水煎服。④治外伤出血：狗脊贯众上的锈色鳞片适量，研粉，外敷伤口并包扎。

【现代研究】药理研究显示，狗脊贯众有不同程度的抑制和松弛猪蛔虫头段作用。临床上用于治疗肠道寄生虫病，外伤出血，细菌性痢疾和烧烫伤等。